LA SUPER DIETA LATINA

LA
SUPER

EL PLAN ÓPTIMO PARA OBTENER

DIETA

UN CUERPO SEXY E IDEAL

LATINA

Dr. Manny Alvarez

CON ARLEN GARGAGLIANO

A Celebra Book

Celebra

Published by New American Library, a division of
Penguin Group (USA) Inc., 375 Hudson Street,
New York, New York 10014, USA.
Penguin Group (Canada), 90 Eglinton Avenue East, Suite 700, Toronto,
Ontario M4P 2Y3, Canada (a division of Pearson Penguin Canada Inc.).
Penguin Books Ltd., 80 Strand, London WC2R 0RL, England
Penguin Ireland, 25 St. Stephen's Green, Dublin 2,
Ireland (a division of Penguin Books Ltd.).
Penguin Group (Australia), 250 Camberwell Road, Camberwell, Victoria 3124,
Australia (a division of Pearson Australia Group Pty. Ltd.).
Penguin Books India Pvt. Ltd., 11 Community Centre, Panchsheel Park,
New Delhi - 110 017, India.
Penguin Group (NZ), 67 Apollo Drive, Rosedale, North Shore 0632,
New Zealand (a division of Pearson New Zealand Ltd.).
Penguin Books (South Africa) (Pty.) Ltd., 24 Sturdee Avenue,
Rosebank, Johannesburg 2196, South Africa

Penguin Books Ltd., Registered Offices:
80 Strand, London WC2R 0RL, England

Published by Celebra, a division of Penguin Group (USA) Inc.
Previously published in an English-language hardcover edition.

First Printing (Spanish Edition), May 2009
10 9 8 7 6 5 4 3 2

Copyright © Dr. Manny Inc., 2008
All rights reserved

For photo credits, see page 208.

CELEBRA and logo are trademarks of Penguin Group (USA) Inc.

The Library of Congress has cataloged the English-language hardcover edition of this title as follows:

Alvarez, Manny.
The hot latin diet: the fast-track plan to a bombshell body/Manny Alvarez with Arlen Gargagliano.
p.   cm.
ISBN 978-0-451-22371-5
1. Reducing diets.   2. Cookery, Latin American.   3. Women—Health and hygiene.   I. Gargagliano, Arlen.   II. Title.
RM222.2.A456 2008
613.2'5—dc22   2007045341

Set in Matrix Book
Designed by Liney Li

Printed in the United States of America

A mi esposa Katarina, y a mis hijos Rex, Ryan y Olivia.

Siempre estoy con ustedes.

AGRADECIMIENTOS

Quiero expresar mi más sincero aprecio y gratitud al personal del Grupo Penguin. Su gran apoyo me inspira a seguir escribiendo. Quiero agradecer especialmente a Raymond García, mi editor, quien siempre me ofrece consejos de redacción. Es evidente que no podría haber escrito este libro solo. Recibí una gran ayuda, especialmente por parte de todas las chefs tan maravillosas; realmente son un ejemplo de gracia y de talento. También quiero agradecer a nuestra gran nutricionista Kena Custage por sus maravillosos análisis y sugerencias. De no haber sido por la ayuda de Arlen Gargaliano, una de las mejores escritoras que realmente entiende el arte de cocinar, mis palabras se habrían perdido.

Finalmente, no puedo olvidar a las personas que han contribuido, y siguen contribuyendo, a mi éxito: Roger Ailes, por ser un verdadero amigo, por orientarme con sus consejos, y por hacer de la salud una parte importante de FOX News. A todo el personal del Centro Médico de la Universidad de Hackensack, desde los médicos a las enfermeras: ¡Ustedes son lo mejor del mundo! A mi círculo íntimo: Haydee Mato, al Dr. Al-Khan, a Mike Petriella y a Mildred Espinosa. Y por supuesto a mi familia en Nueva Jersey y Florida: Gracias por mantenerme alejado de los problemas.

Ante todo, quiero agradecer a ustedes los lectores. Espero que cuando terminen de leer este libro, queden tan encantados como yo con la belleza de la cultura latina, con su tradición, emoción, y por supuesto, con su "salsa".

Pensándolos siempre,
Dr. Manny

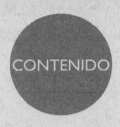

CONTENIDO

INTRODUCCIÓN

Una de las razones por las cuales se me ocurrió crear la Super Dieta Latina tiene mucho que ver con mi labor como ginecólogo y obstetra durante más de treinta años. Durante mi vida laboral he tenido cientos de madres y futuras madres que visitan mi consultorio. Lo que he notado es que durante las últimas décadas, ellas han estado aumentado peso de manera significativa durante sus embarazos y les cuesta trabajo perderlo; en efecto, muchas aumentan de peso después de sólo dos años. Hemos observado una epidemia de obesidad en niños y de diabetes tipo 2 en mujeres. Las recomendaciones sobre el aumento de peso durante el embarazo han tenido que cambiar; antes acostumbrábamos decir: aumente entre 30 y 35 libras durante el embarazo, pero actualmente la mayoría de las madres ya tienen sobrepeso antes del embarazo, así estas cifras han descendido a un promedio de 20 a 25 libras. Yo intento ayudarles para que no aumenten mucho de peso, pero es difícil, y esto me dice que en este país hemos perdido el control sobre la forma de alimentarnos... y esto es cierto no sólo para las mujeres, sino para todos nosotros.

Realmente me preocupa mucho la alarmante cantidad de problemas de salud que hay en los Estados Unidos. Las estadísticas hablan por sí solas: Actualmente, las enfermedades crónicas (enfermedad cardiovascular, cáncer y diabetes) figuran entre las más frecuentes, costosas y prevenibles tal vez de todos los problemas de salud; afectan a más de 90 millones de estadounidenses (sin mencionar el costo de la atención médica), y 1,7 millones de personas mueren anualmente como resultado de enfermedades crónicas, lo que equivale al 70 por ciento de los casos de mortalidad del país. Y a pesar de que las enfermedades crónicas son quizá las más comunes y costosas, también son las que más se pueden prevenir, simplemente cuidando nuestra alimentación. Además de estudiar los hábitos alimenticios de la población de los Estados Unidos, también he notado que la mayoría de las familias provenientes del Caribe y de otros lugares de Latinoamérica, se encuentran en buen estado físico cuando llegan a los Estados Unidos; sin embargo, si observamos a esta misma comunidad tres años después, generalmente presenta sobrepeso. Esto lo he visto en muchos de mis pacientes. Conozco por ejemplo a una niña que llegó con sus padres de República Dominicana cuando tenía 12 años y era una preadolescente con un estado físico perfecto. Ahora esta chica tiene 18 años y pesa 300 libras. ¿Qué sucedió? Bueno, lo que le pasó a ella es indicativo de lo que nos pasa a muchos de nosotros en los Estados Unidos: nos vemos bombardeados por las estrategias de mercadeo, las cuales nos muestran alimentos que "tenemos" que comprar, cuando realmente no son las opciones correctas; vivimos en una sociedad vertiginosa que no fomenta los buenos hábitos y las prioridades como caminar, hacer ejercicio ni relajarse. Y más importante aún, este estilo de vida tan frenético nos ha hecho sucumbir ante las comidas rápidas, las cuales ya no sólo están representadas por McDonald's. Actualmente, las comidas rápidas vienen también en barras, bebidas para llevar y en alimentos preempacados que contienen altos niveles de sodio y preservativos que desgastan nuestro tejido muscular, hacen más lento nuestro metabolismo, nos hacen subir de peso y pueden acortar incluso nuestra vida. Podemos analizar el pasado reciente para ver cómo todos hemos cambiado en términos de nuestra relación con la comida y con nuestro estado físico. Cuando mis padres eran jóvenes, la vida era muy distinta; sus prioridades y objetivos también eran diferentes: La comida era esencial y se respetaba; la actividad física era parte del trabajo y de la vida diaria, y cocinar en casa con ingredientes naturales era la norma. Actualmente, nuestro tiempo es muy limitado y se ha presentado un cambio de prioridades y objetivos. Aunque los alimentos son algo esencial, ya no los respetamos, nuestra actividad física es muy limitada, y comer por fuera o consumir comidas preparadas se ha vuelto la norma. Lo que necesitamos es retomar a la idea de que el alimento —y la actividad física— son esenciales; sólo así podremos evitar que tantas personas sean víctimas de enfermedades, al mismo tiempo que nuestro sentimiento de bienestar y energía aumente y vivamos mejor y por más tiempo. ¡Necesitamos retomar las costumbres de nuestros padres! Decidido a enfrentar el problema de peso de mis pacientes y el creciente aumento de enfermedades prevenibles en nuestro país, e inspirado por las cosas positivas de mis primeros años de vida, decidí regresar a mis propias raíces culinarias, y como cubano-americano, a las de mis hermanos latinos. Me sorprendió encontrar altos niveles de longevidad y bajos niveles de obesidad en una cultura definida en gran parte por su alimentación. También me sorprendió encontrar que muchas ganadoras del Concurso Miss USA realmente tienen sangre latina, las mismas ganadoras que afirman que "nunca han estado a dieta". Intuí que debía existir algún factor en nuestra dieta que explicara eso, y me propuse descubrir cuáles eran los ingredientes claves y los elementos esenciales de este estilo de vida tan saludable. Lo que descubrí después de un estudio muy cuidadoso se convirtió en la columna vertebral de esta dieta y en la fuente de un estilo de vida saludable:

Los siete alimentos latinos

tomatillos

garbanzos

aguacate

ajo

canela

chiles

cilantro

Los componentes nutritivos y antioxidantes que se encuentran en los siete alimentos latinos harán que su cuerpo se mantenga fuerte y bien nutrido. Al incorporar estos alimentos a su dieta, usted se sentirá satisfecho y saludable al mismo tiempo. Rápidamente comenzará a notar que ya no se siente pesado ni aletargado después de las comidas. Al contrario, ¡descubrirá que tiene más energías que antes! En términos generales, los tres principales beneficios de estos alimentos claves consisten en ayudarle a su cuerpo a:

1. funcionar a un nivel óptimo al eliminar las toxinas de sus células, permitiendo que funcionen de un modo más eficaz;

2. mejorar la función metabólica, acelerando la pérdida de peso;

3. estimular mecanismos importantes para quemar grasas, dándole una mayor fuerza, masa muscular, poder y energía.

La Super Dieta Latina es el primer programa que da a conocer los siete alimentos latinos, y que le ayudará a incorporarlos a su vida diaria. Esta dieta está basada en el principio de la más básica de las filosofías latinas: "¡Hay que disfrutar la vida!" Por lo tanto, la calidad de vida es un aspecto sumamente importante en esta dieta. Claro que la calidad incluye un componente que probablemente es el principal: alimentarse bien. No le diré que elimine completamente las grasas de su dieta. De hecho, yo no puedo vivir sin el aceite de oliva —y muchas otras cosas. Sin embargo, debo aclarar que la dieta se basa antes que nada en el equilibrio (y nunca en el exceso). Esto implica una gran variedad culinaria: ricos sabores, muchas especias (¡me refiero al picante y al sabor!). Las privaciones, la infelicidad y las decepciones —especialmente con uno mismo— no hacen parte de este programa.

Los siete alimentos latinos también están llenos de sabor y de nutrientes que su cuerpo ansía y necesita. Contar con estos alimentos también supone una gran variedad culinaria. Actualmente, la dieta latinoamericana es una brillante amalgama de muchas culturas e ingredientes diferentes. Gracias a los millones de inmigrantes de Latinoamérica (incluyendo México y Brasil) y del Caribe que hay en los Estados Unidos (y en Canadá), hemos sido bendecidos con una multitud de alimentos e ingredientes que hace apenas quince años no podíamos encontrar en los mercados. Lo que sucede actualmente en el mundo gastronómico latinoamericano es que estamos recibiendo lo mejor de lo mejor. Estamos compartiendo nuestros secretos culinarios, y también los resultados, como podrán verlo en estas recetas, las cuales son una combinación de ingredientes increíblemente sabrosos y saludables.

Yo no trabajé solo en el diseño de estas recetas y esta dieta. Las maravillosas recetas fueron contribución de Xiomara Ardolina, Michelle Bernstein, Daisy Martinez, Zarela Martínez, y Sue Torres, chefs latinas de fama internacional. Adicionalmente, Kena Custage, una nutricionista licenciada y practicante de la salud holística (quien además es psicoterapeuta licenciada, terapeuta de respiración y meditación, y maestra de Reiki), jugó un papel muy importante en el diseño de las tablas y las comidas, y me ofreció muchas sugerencias en el campo de la nutrición. Finalmente, escribí este libro con la ayuda de Arlen Gargagliano, quien heredó de su madre la pasión por la cocina, y pulió sus conocimientos con el chef colombiano Rafael Palomino, con quien lleva trabajando doce años. Estas mujeres son sorprendentes y tan talentosas como apasionadas por lo que hacen. Espero que usted reciba no sólo inspiración de ellas, sino también muchas ideas. Cuando lea las recetas, descubrirá diversas formas de mezclar ingredientes, alimentos y especias e incorporarlos a su vida diaria.

Desde ya también le prometo lo siguiente: Que la Super Dieta Latina no es una moda pasajera. Casi todas las personas de este país están obsesionadas con perder peso y con dietas que prometen lograrlo en unas pocas semanas. Es probable que funcionen al comienzo, pero lo cierto es que la mayoría de las personas recuperarán rápidamente las libras perdidas. ¿Por qué? Porque la mayoría de estas dietas son modas pasajeras y no enseñan que perder peso no sólo consiste en un cambio de dieta y en seguir ciertos pasos, sino que realmente consiste en realizar cambios en el estilo de vida.

Sé que muchas veces la parte más difícil es comenzar, y por esto sugiero lo siguiente. Primero, como es obvio que usted ha tomado la decisión de realizar un gran cambio en su vida (espero que entienda que es una de las mayores decisiones que pudo tomar), usted necesita recordar que este cambio debe hacerse de manera lenta y pausada: Para decirlo de algún modo, se trata de darle un bocado al tiempo. Usted también necesita recordar que debe ser paciente consigo misma. Segundo, lea este libro de principio a fin para que sepa cuáles pasos debe seguir y cómo alcanzar sus metas. Tercero, siga consultando el libro con frecuencia, tanto para encontrar información como apoyo.

No sólo le daré consejos y sugerencias generales, sino que le ofreceré también sugerencias específicas a su edad. En mi libro *La lista de Salud,* describí lo que usted y su familia necesita saber acerca de cada década de su vida, para que tenga una vida larga y saludable. En este libro le daré instrucciones concretamente diseñadas para ayudarle a mantenerse saludable en base a su dieta. Sin embargo, debe recordar que si realmente quiere perder peso, tiene que hacer dos cosas: consumir menos calorías y quemar más.

El objetivo de este libro es informar y motivar. Usted encontrará mucha información, y seguramente no podrá recordarla en su totalidad cuando la lea por primera vez. Usted sabe que la inspiración no es un asunto pasajero, así que la invito a que vuelva de vez en cuando a leer estas páginas y esa información que le ayudará a alcanzar su meta (le daré aquí varias herramientas a las que usted puede acudir cuando necesite ese impulso adicional para seguir el camino y alcanzar sus sueños). Finalmente, le recomiendo que intente descubrir algo que funcione para usted y que lo siga haciendo. De nuevo, el secreto está en el equilibrio: Sentirse bien le hará lucir bien.

En cuanto a mi búsqueda por el equilibrio, me parece interesante que todas las personas —incluido yo— tenemos diferentes razones para estar en forma. Irónicamente, la razón principal para estar saludables no parece estar en el exterior. Algunas de las razones que usted podría reconocer, son:

▶ La vanidad: ¡Quiere lucir mejor! Ya sea para ponerse un vestido de gala, no sentirse incómodo en traje de baño, con pantalones cortos o con cualquier otra prenda de vestir.

▶ Cambiar una parte específica de su cuerpo (¡o varias!): piernas, caderas, mentón, porque son muy grandes o han aumentado de tamaño. Usted quiere que sean más delgadas, esbeltas y firmes.

▶ Para hacer feliz a alguien: Sabe que su ser querido desea verla más delgado; quiere que sus hijos se sientan orgullosos de usted, o que ese hombre apuesto le preste más atención.

Sin importar cuál sean sus razones, quiero que piense en algo: la Super Dieta Latina es un cambio en su estilo de vida. Esto será diferente a lo que usted ha hecho en el pasado, y le ayudará a lograr su meta de peso sin importar cual sea su motivación. Sin embargo, quiero que usted comprenda la importancia del factor salud, y recuerde —como lo haré constantemente— que si se siente mejor a raíz a su nueva dieta, programa de ejercicios y a su nueva actitud, lucirá mejor. Pero antes de continuar, quiero pedirle algo: que haga un compromiso para concentrarse en lo que viene.

En resumen, la Super Dieta Latina es la base para una vida larga, feliz y saludable. Este libro le enseñará a incorporar los siete alimentos latinos a su dieta diaria, le permitirá conocer las razones que hay detrás del aumento de peso y cómo prevenirlo, y cómo establecer sus metas para perder peso y lograrlo, no sólo durante el verano, sino para toda la vida.

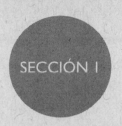

SECCIÓN I

LA SUPER DIETA LATINA

☑ *Detalles sobre los siete alimentos latinos*

☑ *Las categorías de los siete alimentos latinos*

☑ *La Super Dieta Latina versus otras dietas*

☑ *¿Por qué la Super Dieta Latina?*

☑ *Haga que la Super Dieta Latina funcione para usted*

☑ *Cómo ejecutar el programa*

Detalles sobre los siete alimentos latinos

Usted desintoxica su cuerpo al ingerir los siete alimentos latinos, los cuales contienen propiedades antioxidantes, ayudan a eliminar las grasas malas y a implementar las buenas. ¿Qué significa esto? Básicamente, que cada célula toma el alimento, lo consume, crea desechos y luego los elimina. Todos generamos subproductos celulares. Sin embargo, cuando las células no eliminan los desechos, somos menos eficientes, y cuando los desechos están contaminados, es difícil eliminarlos. Lo que queremos es que nuestras células hagan funcionar el metabolismo de manera efectiva. Las toxinas no permiten que las células trabajen bien. Y para perder peso, nuestras células tienen que trabajar bien. Ésta es la razón por la cual los antioxidantes, las proteínas y las grasas buenas son importantes cuando hablamos sobre dietas y salud. Por esto, vemos que los nuevos informes acerca de los índices de reducción del cáncer siempre están asociados con dietas balanceadas. El cáncer, además de su origen genético, aparece por la toxicidad celular de malos hábitos alimenticios y dietas pobres (como fumar y beber).

La buena noticia sobre todo esto es que podemos eliminar muchas toxinas, y que nuestro cuerpo responderá relativamente rápido. Veamos este ejemplo sobre una de las actividades más tóxicas que existen:

fumar. ¿Sabía usted que al dejar de fumar incluso después de veinte años, su organismo cambiará inmediatamente? De hecho, incluso después de una hora de no fumar, el oxígeno que hay en las células es significativamente mayor. Ahora, si su organismo responde con semejante rapidez al eliminar una de las toxinas más destructivas, usted puede entender que un cambio en su dieta también va a tener efectos benéficos inmediatos.

Examinemos en detalle los siete alimentos latinos, sus categorías, y aprendamos sobre sus efectos inmediatos en nuestro organismo.

TOMATILLOS

Estos deliciosos tomates verdes y amarillos contienen muchos más nutrientes que los tomates rojos normales. Se utilizan en todo México y ahora ya se consiguen fácilmente en los Estados Unidos; son ricos en vitaminas A y C, ácido fólico, potasio, y son una gran fuente de antioxidantes.

GARBANZOS

Estos deliciosos cereales tienen un alto contenido de fibra, lo cual aumentará sus ciclos de eliminación y ayudará al crecimiento de la flora intestinal. Tienen un contenido de azúcar natural muy bajo y un contenido muy alto de carbohidratos y de proteínas, proporcionándole una fuente continua de energía balanceada durante todo el día. Asimismo, calientan el cuerpo y tienen un efecto calmante sobre su mente. Los garbanzos se usan en la cocina de toda Latinoamérica y el Caribe.

AGUACATE

No permita que el "alto" contenido de grasa de los aguacates le impida comer esta fantástica fruta. De hecho, sus grasas monoinsaturadas la harán sentirse satisfecha luego de una comida, le ordenarán a su cuerpo que queme las grasas almacenadas, al mismo tiempo que le ayudará a reducir el colesterol malo y a aumentar el bueno. El aguacate también contribuye a la lubricación intestinal y a regular los ciclos de evacuación. Los aguacates se cultivan y se consumen en toda América.

AJO

Consuma ajo con la mayor frecuencia posible. El ajo es muy conocido por sus propiedades antibacteriales y por estimular la inmunidad a las enfermedades. También ayuda a disminuir el colesterol malo. Un diente de ajo al día puede mantenerlo con buena salud. Usted recibirá el beneficio de una mejor circulación de la sangre, al igual que un aumento en la libido. La llegada de este alimento clave al Nuevo Mundo, donde se encuentra en todas partes, se les atribuye a los españoles, los portugueses y los franceses.

CANELA

Media cucharadita al día de canela puede bajar sus niveles de azúcar en la sangre, y muchos estudios muestran que puede ayudar en la prevención de la diabetes. La canela también tiene un alto contenido de antioxidantes, y un sabor agradable. Puede rociar canela sobre las frutas o en cereales integrales en vez de azúcar: tendrán un sabor delicioso. También se beneficiará de sus cualidades para bajar el colesterol. Este condimento, que se usó medicinalmente en Egipto, la India y en partes de Europa desde el año 500 a.C., ahora hace parte de muchas cocinas latinoamericanas y caribeñas.

CHILES O AJÍES

Puede usar ají en sus platos con la frecuencia que desee para darles sabor y también por salud. Los chiles de todo tipo, como el chipotle y otros, tienen un alto contenido de minerales y antioxidantes, dándole una gran resistencia a su sistema inmunológico. Otro punto importante sobre este alimento clave es que aunque es picante para el paladar, realmente tiene un efecto refrescante sobre su cuerpo. La sangre corre hacia la periferia del cuerpo en respuesta al sabor picante y luego se enfría antes de regresar al centro del organismo, donde la temperatura es más alta. Es por esto que los latinos en los países tropicales comen instintivamente alimentos picantes y condimentados. Aunque muchas personas asocian el chile con México, éste se puede encontrar a lo largo de Latinoamérica y el Caribe en varias formas y colores, así como en diferentes grados de picor.

CILANTRO

El cilantro acelera la expulsión de los metales tóxicos del cuerpo. El exceso de metales tóxicos en el organismo puede ser un verdadero caldo de cultivo de infecciones virales, pero con el uso diario del cilantro en la cocina tenemos una gran opción para mantenernos saludables. Todo lo que necesitamos es un puñado de cilantro en una ensalada o un par de cucharaditas en el plato de comida para obtener los beneficios de esta planta medicinal. Esta hierba —y su primo, el culantro— se usan en todo el continente.

Aparte de estos siete alimentos latinos, existe una gran variedad de otros clasificados en las mismas categorías, los cuales ofrecen opciones similares a las ya mencionadas. Si lo que busca es una mayor variedad —una de las principales ventajas de seguir una dieta latina—, observe las categorías de los siguientes alimentos claves. Usted sabrá qué tienen en común los siete alimentos latinos con los grupos de alimentos, y con qué otros se pueden combinar. Sea creativo. Mientras más colores tengan los alimentos más nutrientes contienen. Usted recibirá muchos beneficios al combinar estos ingredientes saludables y naturales.

① **Frijoles:** Garbanzos, lentejas, frijoles negros, colorados y tipo pinto.

② **Frutas:** Mango, papaya, piña, chirimoya, granadilla, maracuyá, guayaba, limón, y açaí.

③ **Vegetales y chiles:** Tomate, plátano, aguacate, jícama (papa mexicana o nabo), higo, calabaza, jalapeño, chipotle y otros.

④ **Cereales, tubérculos y nueces:** Quinua, amaranto, yuca, yautía, maíz, arroz, piñones, maní y nueces, para mencionar unos cuantos.

⑤ **Mariscos:** Camarones, almejas, congrio, truchas y róbalo.

⑥ **Aves:** Pollos de granja, pavo, codornices (y sus huevos), y otros.

⑦ **Carnes:** Principalmente de res, cordero y cerdo.

Las siete categorías de los alimentos latinos

FRIJOLES	Porción	Calorías	Grasa total	Carbohidratos	Fibra	Azúcares	Proteínas	Nivel Antioxidante
garbanzos	1 taza cocida	207	3.4 gr	34.4 gr	9.9 gr	1.1 gr	11 gr	1
lentejas	1 taza cocida	201	0.6 gr	34.1 gr	17.3 gr	1.2 gr	14.7gr	1
frijoles negros	1 taza cocida	227	0.9 gr	40.8 gr	15 gr	0	15.2 gr	2
frijoles colorados	1 taza cocida	197	0	35.8 gr	10.7 gr	3.6 gr	14.3 gr	5
frijoles pinto	1 taza cocida	206	1 gr	36.6 gr	11 gr	0.5 gr	11.7 gr	5

Nota: *Todos los frijoles están libres de colesterol. ⅓ de taza de frijoles secos equivale a 1 taza de frijoles cocidos. Mientras más alto sea el nivel de antioxidantes (el cual está basado en la ORAC, o Escala de Capacidad de Absorción de Radicales de Oxígeno; que mide el poder antioxidante), mayor beneficio tendrán los alimentos. Los garbanzos son un alimento clave para disfrutarlos con frecuencia.*

FRUTAS	Porción	Calorías	Grasa total	Carbohidratos	Fibra	Azúcares	Proteínas	Nivel Antioxidante
mango	1 taza	107	0.4gr	28.1gr	3.0gr	24.4gr	0.8gr	2
papaya	1 taza	59	0.2gr	14.9gr	2.7gr	9gr	0.9gr	1
piña	1 taza	113	0.3gr	29.8gr	3.3gr	21.7gr	1.3gr	2
chirimoya	1 taza	116	0.9gr	28gr	3.6gr	2.7gr	0	3
maracuyá	1 taza	122	0.2gr	27gr	2.9gr	14gr	1.1gr	2
guayaba	1 taza	112	0.4gr	23.6gr	8.9gr	14.7gr	4.2gr	2
açaí	1 taza	302	12gr	40gr	10gr	30gr	8gr	5
limón	1 taza	60	0.6gr	20.1gr	1gr	4gr	1gr	3
naranja	1 taza	90	0.2gr	22.6gr	4.6gr	18gr	1.8gr	2
melón	1 taza	74	0.3gr	19.1gr	1gr	15.4gr	1.3gr	1
bananos pequeños	1 taza	134	0.2gr	34.3gr	3.9gr	18.3gr	1.6gr	1

Nota: Todas las frutas están libres de colesterol

VEGETALES Y CHILES	Porción	Calorías	Grasa total	Carbohidratos	Fibra	Azúcares	Proteínas	Nivel Antioxidante
tomate	1 taza	32	0.4gr	7.1gr	2.2gr	4.7gr	1.6gr	2
tomatillo	**1 taza**	**42**	**1.3gr**	**7.7gr**	**2.5gr**	**5.2gr**	**1.3gr**	**2**
plátano	1 taza	181	0.5gr	47gr	3.4gr	22.2gr	1.9gr	1
cebolla amarilla	1 taza	46	0.1gr	11.1gr	1.5gr	4.7gr	1gr	3
aguacate	**1 taza**	**234**	**21.4gr**	**12.5gr**	**9.8gr**	**1gr**	**2.9gr**	**3**
jícama	1 taza	100	0.2gr	24gr	11gr	4gr	1.8gr	1
nopal	1 taza	42	0.5gr	9.9gr	3.7gr	0	0.8gr	1
calabaza	1 taza	110	0.2gr	29gr	4.9gr	5.9gr	2.9gr	3
alcachofa	1 taza	93	0.3gr	20gr	10.7gr	0	6.5gr	5
rábano	1 taza	19	0.1gr	3.9gr	1.9gr	2.5gr	0.8gr	1
espinacas	1 taza	7	0.1gr	1.1gr	0.7gr	0.1gr	0.9gr	3
pimiento rojo	1 taza	39	0.4gr	9gr	3gr	6.3gr	1.5gr	2
jalapeño	**1 taza**	**32**	**0**	**2.1gr**	**0**	**0**	**0**	**2**
chipotle	**1 taza**	**28**	**0**	**2.1gr**	**0**	**0**	**0**	**2**

Nota: Todos los vegetales y los chiles están libres de colesterol. El aguacate y los chiles picantes son alimentos claves para disfrutar con frecuencia.

CEREALES, TUBÉRCULOS, FRUTOS SECOS Y ACEITES

	Porción	Calorías	Grasa total	Carbohidratos	Fibra	Azúcares	Proteínas	Nivel Antioxidante
quinua	1 taza cocida	254	3,9 gr	46,9 gr	4 gr	0r	8,9 gr	3
amaranto	1 taza cocida	250	4,2 gr	43,1 gr	9,7 gr	1,4 gr	9,7 gr	3
arroz integral	1 taza cocida	216	1,8 gr	44,8 gr	3,5 gr	0,7 gr	5 gr	,2
arroz salvaje	1 taza cocida	166	0,6 gr	35 gr	3 gr	1,2 gr	6,5 gr	2
maíz	1 taza cocida	166	1,1 gr	40,8 gr	2,4 gr	2,9 gr	2,9 gr	1
yuca	1 taza cocida	188	0 gr	50,8 gr	3,8 gr	1,7 gr	1,4 gr	1
malanga/ yautía	1 taza cocida	132	0,5 gr	32 gr	2 gr	20 gr	2 gr	2
camote/ boniato	1 taza cocida	140	0,4 gr	32,3 gr	4 gr	28,3 gr	2,2 gr	2
aceite de oliva	1 cucharada	120	14 gr	0r	0r	0	0r	1
aceite de coco	1 cucharada	120	14 gr	0	0	0	0	1
piñones	⅓ taza	320	28 gr	8 gr	3 gr	0	13 gr	2
maní	⅓ taza	332	28,2 gr	12,2 gr	4,5 gr	2,4 gr	13,5 gr	1
nueces de Brasil	⅓ taza	381	38,1 gr	8 gr	4 gr	2 gr	8 gr	2
pecanas	⅓ taza	403	42,2 gr	7,7 gr	5,3 gr	2,3 gr	5,4 gr	4

*Nota: Todos los cereales, tubérculos, frutos secos y vegetales, están libres de colesterol, y ⅓ de taza de cereales secos equivale a una taza cocida. **Los frutos secos son más alimenticios crudos o semicrudos.***

MARISCOS

	Porción	Calorías	Grasa Total	Colesterol	Proteína
camarones	6 oz	169	1,8 gr	332 mg	35,6 gr
almejas	6 oz	252	3,3 gr	114 mg	43,5 gr
pargo	6 oz	218	2,9 gr	80 mg	44,7 gr
trucha	6 oz	256	9,9 gr	118 mg	39,1 gr
corvina	6 oz	211	4,4 gr	90 mg	40,3 gr
pulpo	6 oz	279	3,5 gr	164 mg	50,8 gr

Nota: Los mariscos no contienen carbohidratos, azúcar, fibra o antioxidantes y en esta tabla aparecen las porciones cocidas.

AVES Y HUEVOS	Porción	Calorías	Grasa Total	Colesterol	Proteína
pollo	6 oz.	281	3.6gr	145mgr	51gr
pavo	6 oz.	322	7gr	130mgr	54gr
codorniz	6 oz.	375	10gr	134mgr	42.8gr
huevos	3	190	13.2gr	554mgr	16.4gr

CARNES Filetes magros	Porción	Calorías	Grasa Total	Colesterol	Proteína
res	6 oz.	312	9.9gr	99mgr	59.9gr
cordero	6 oz.	343	16.6gr	148mgr	45.2gr
cerdo	6 oz.	368	17.1gr	138mgr	50.2gr

Nota: *Las carnes rojas casi no contienen carbohidratos, azúcar o antioxidantes.*

Veamos estas categorías para entender sus verdaderos beneficios.

FRIJOLES

Los frijoles, con su gran cantidad de variedades, han hecho parte de la dieta latinoamericana durante cientos de años; y sí, es verdad que son buenos para el corazón. Pero tienen otros beneficios. Son muy útiles en una dieta antidiabética porque están clasificados como bajos en índice glicémico, a diferencia de los alimentos básicos de la dieta americana como los cereales refinados y los comestibles horneados, los cuales aumentan los niveles de azúcar en la sangre, con sus conocidas inflamaciones y sensación de hambre. También ayudan a disminuir el riesgo de cáncer de colon. Las leguminosas (los frijoles secos y las arvejas) también son una fuente muy importante de varios nutrientes: Magnesio, potasio, ácido fólico, fibra, y bajos en colesterol, nutrientes que están ausentes en la mayoría de las dietas americanas.

LAS GLORIOSAS FRUTAS

Un frutero es algo maravilloso, especialmente si está lleno de algunas de mis frutas preferidas: Piñas, papayas, mangos o granadillas. Somos muy afortunados de tener acceso durante prácticamente todo el año a frutas tropicales como las que tuve en mi infancia en Cuba. Tenemos una gran cantidad de frutas deliciosas y con varios poderes medicinales. Tomemos por ejemplo la chirimoya. Esta fruta tropical, con forma de corazón y piel semejante a la de un dinosaurio, posee un cuerpo y una textura que nos hace evocar la miel, la piña y el banano. Es una excelente fuente de vitamina C y de vitamina B_6 (la cual sirve para calmar los nervios), de calcio, hierro, manganeso —el cual ayuda a activar algunas enzimas— y de potasio, que contribuye a regular la presión sanguínea. Las frutas son todo lo opuesto a la comida chatarra. Como con cualquier tipo de comida, la variedad es la clave. No se pierda el placer de degustar algunas de estas deliciosas frutas tropicales.

DE LOS PLÁTANOS A LA CALABAZA

Si se está preguntando por qué los plátanos se encuentran en la sección de vegetales, déjeme explicarle: Aunque son muy similares en apariencia a los bananos, pues son parientes, son completamente diferentes en muchos sentidos y se parecen más a los tubérculos, porque se deben cocinar antes de consumirlos. En toda América Latina, el plátano es algo más que un elemento adicional en las sopas y los guisos. A diferencia de las papas, estas delicias se pueden consumir en diferentes estados, bien sea verdes, o completamente maduros, cuando adquieren un color casi negro. Los plátanos no contienen colesterol ni sodio y son bajos en grasa. Tienen una gran dosis de calcio, hierro y potasio, mucha vitamina A, y son una excelente fuente de fibra.

La calabaza, otro vegetal que se encuentra por toda Latinoamérica, también está llena de ventajas en cuanto a gusto y salud. Bien sea al vapor, horneada, o como ingrediente utilizado para espesar toda clase de sopas, arroz y frijoles, se convierte en un elemento adicional delicioso y saludable. Aunque es baja en calorías, su cuerpo tan brillante como el de la naranja es rico en antioxidantes y caroteno, así como en potasio y vitaminas C y E. Puede disminuir el riesgo de cáncer, infartos, cataratas y derrame cerebral.

LOS FABULOSOS CEREALES

La dieta tradicional latinoamericana consta de gran variedad de cereales, muchos de los cuales apenas están llegando a los Estados Unidos. Tomemos la quinua, procedente de la región andina. Ciertamente, los incas eran versados en muchas áreas, entre ellas la nutrición. Después de todo, fueron ellos quienes descubrieron el valor energético de la quinua. De hecho, la llamaron la madre de todos los cereales *(chisaya mama)*. Este cereal con sabor a nueces, rico en nutrientes y fácil de preparar, tiene una consistencia esponjosa agradable al prepararlo, y constituye una alternativa saludable y deliciosa al arroz integral. Este cereal abundante en proteínas también es una gran fuente de manganeso, magnesio, hierro, cobre y fósforo, y puede ser especialmente útil para quienes sufren de dolores como migraña, diabetes y arteriosclerosis.

¿Por dónde comenzar? Permítame empezar diciendo que si no ha probado la yuca, rica en carbohidratos, cremosa, esponjada y de carne suave, entonces se ha perdido de un verdadero manjar. No lo aplace más y disfrute estas delicias; estos alimentos son una alternativa fabulosa a las papas.

Los frutos secos son elementos claves en la lista de mi esposa: "Sí, los puedes comer a manera de refrigerio". Ricos en fibra y antioxidantes como vitamina E y selenio, son una alternativa perfecta a la comida chatarra cuando se siente deseos de algo rápido para degustar. Los frutos secos también tienen alto contenido de grasas, pero la mayoría son grasas monoinsaturadas y poliinsaturadas, tales como el omega 3 —las grasas buenas— las cuales han demostrado que ayudan a disminuir el colesterol malo (LDL). Incluso ligeramente tostados (sin sal, por favor), los frutos secos son un gran aditivo para una ensalada verde, agregándole variedad tanto en sabor como en textura. Pero recuerde que los frutos secos tostados no durarán mucho, porque los aceites se alteran en el proceso de calentamiento. Recuerde también guardarlos en el congelador para que se conserven por más tiempo.

LOS SECRETOS DE LOS MARISCOS

Realmente, el secreto está —como siempre— en la frescura y variedad. Todos los productos que nos da el mar tienen muchos atributos además de su gran sabor, bien sea adobados ligeramente en un ceviche (un maravilloso plato tradicional que se encuentra a lo largo de toda América, en el que el pescado se cuece con los ácidos de los cítricos, como el limón, la lima y la naranja), o asado con especias rociadas y jugo de limón fresco. La Asociación Americana del Corazón (AHA, por sus siglas en inglés) recomienda consumir pescado al menos dos veces por semana, y los latinoamericanos han seguido estas recomendaciones de la AHA durante varios años. Mis pacientes y televidentes saben que he promocionado las virtudes del pescado durante mucho tiempo (después de todo, nací en una isla).

Realmente he aprendido —y comparto esto con mis pacientes, televidentes y amigos— que además de ser una buena fuente de proteínas sin el alto contenido de grasas saturadas que se encuentran en varios productos cárnicos, los alimentos de mar tienen muchos beneficios saludables. Por ejemplo, debido a que tienen un alto contenido en dos clases de ácidos grasos omega 3, la comida de mar no sólo disminuye el riesgo de arritmias que pueden generar muerte cardiaca súbita, sino que también disminuyen la formación de coágulos que pueden conducir a infartos y derrames cerebrales, y baja los triglicéridos, el nivel de grasas en la sangre. Creo que estos argumentos bastan para que vaya rápidamente a su pescadería favorita. Otro beneficio adicional del pescado es lo fácil que es prepararlo. Los peruanos tienen un plato llamado *tiradito*, semejante al *sashimi* y al *carpaccio*, y saben que uno de los placeres de comer pescado fresco es su elegancia absoluta: Alíñelo ligeramente y los sabores harán el resto. Además, existen muchas formas fáciles y deliciosas de preparar pescado blanco, como el congrio chileno que se encuentra fácilmente en los Estados Unidos.

LAS AVES CONTIENEN MUCHO MÁS

Desde la deliciosa codorniz asada con pimienta de Colombia, hasta el *pozole* mexicano —sopa de pollo sazonada con ajo, cebolla, cilantro, limón, canela y otros ingredientes— o el pavo rociado con pimienta de cayena al estilo caribeño, América Latina ofrece un gran tesoro de platos a base de aves. No tema utilizarlas en recetas que tradicionalmente llevan carne. Reemplazar carne de res por pavo para preparar platos como chile o cacerolas, reduce la cantidad de grasas animales en la dieta, con una ligera diferencia en el sabor. ¿Mi consejo para preparar aves? Disfrute lo que en nuestras tierras se ha saboreado durante muchos años: Las aves con un toque silvestre. Las aves deben ser campesinas. Los pavos y pollos de granja son muy buenas fuentes de proteína baja en grasa, sin la adición de químicos nocivos. Las aves orgánicas son una gran fuente de selenio, zinc, niacina, vitamina E, beta-caroteno y vitaminas B_6 y B_{12}. De acuerdo con el Programa de Educación e Investigación de Agricultura Sostenible de la USDA (Departamento Americano de Agricultura), las aves de granja criadas al aire libre, tienen un 21 por ciento menos de grasa total, 30 por ciento menos de grasas saturadas, 28 por ciento menos de calorías, 50 por ciento más de vitamina A, y 100 por ciento mas de ácidos grasos omega 3 que las aves criadas en galpones. Sin embargo no olvide, por favor, quitarles la piel.

No olvide los huevos. Si usted ha vivido o ha visitado Latinoamérica, seguramente ha observado la gran cantidad de usos culinarios de este alimento. Los huevos están presentes en ensaladas de garbanzos, o en empanadas con pasas, carne y aceitunas. Aunque se ha dicho que aumentaba la presión arterial por su contenido de colesterol, la AHA considera que el consumo de huevos es saludable. Contienen muchas proteínas y son las mejores fuentes de colina dietética, un nutriente básico (especialmente para mujeres embarazadas). Se ha demostrado que aportan otros nutrientes para la salud de los ojos, y para prevenir la degeneración de la mácula relacionada con la edad, que conduce a la ceguera en la tercera edad. Como siempre, la variedad y la moderación son importantes en materia de alimentación.

MÁS SOBRE LA CARNE

Primero, no sería honesto si le dijera que la carne no es parte de la dieta latinoamericana y, segundo, que yo no la consumo. No estamos hablando de la chuleta tejana; me refiero a los cortes de las fabulosas carnes asadas argentinas (cortes magros y recién asados en el punto perfecto de cocción; se me hace agua la boca), o a una sobrebarriga colombiana, marinada con tomates, cebolla, ajo, comino y horneada en su punto. El cordero, una de las carnes más hipoalergénicas del mundo, ha estado en América durante varios siglos gracias a los europeos, pero sazonado a nuestro estilo. Es nuestra actitud hacia la carne, y nuestra incorporación de fuertes sabores de especias, hierbas y vegetales, así como una gran cantidad de acompañamientos basados en plantas, lo que hace que nuestra aproximación a la carne sea diferente. Además, los latinos no comemos tanta carne como los norteamericanos.

SALSAS

Es asombroso cómo este delicioso aderezo ha logrado ganar tantos adeptos en Norteamérica. La utilización de salsas como condimentos es una forma de agregar mucho sabor sin añadir grasa. Por ejemplo, la salsa de mango fresco se hace simplemente con mango, cebolla roja, pepino, y opcionalmente, con jalapeño en cuadritos (a mí me gusta darle este toque picante), con un poco de aceite de oliva y vinagre balsámico blanco. Puede agregarle esta salsa a un filete de pescado o pollo asado a la parrilla, en lugar de otras salsas más grasosas y fuertes, y tendrá una gran variedad de sabores saludables. Al igual que las especias y las hierbas, las salsas latinas pueden enriquecer y complementar un plato principal. Y además, hay muchas combinaciones maravillosas por explorar.

LAS ESPECIAS SON VIDA

Una de las cosas que hacen que esta dieta sea tan saludable es el uso de hierbas frescas siempre que sea posible, y de especias que se complementan con los ingredientes, dándoles un sabor profundo y sin grasa. Esta alternativa —menos grasosa y más deliciosa— se ha practicado tradicionalmente en América Latina durante cientos de años. Es la técnica de rociar comino, orégano y cilantro, que no sólo agregan sabor, sino que ofrecen beneficios para la salud. De hecho, el comino, que es un sustituto de la sal en muchos platos, es diez veces más antioxidante que la vitamina C, razón por la cual puede proteger contra el cáncer. Se sabe que el cilantro —de la familia del perejil— es una hierba utilizada en muchas recetas latinoamericanas, que tiene propiedades antibióticas, y que los chiles picantes agregan más que chispa a sus platos, pues contienen capsicina, sustancia que tiene muchos beneficios: Ayuda a la digestión, contrarresta enfermedades del estómago como la diarrea, infecciones bacterianas, y enfermedades del corazón. De hecho, está asociada con la reducción de la presión arterial, la disminución del colesterol, y con la prevención de derrames cerebrales y ataques al corazón. Adicionalmente, recientes investigaciones de laboratorio indican que la capsicina realmente reduce el crecimiento de las células cancerígenas.

Ahora, no quiero que se preocupe si muchos de estos ingredientes son nuevos o extraños para usted. Le prometo que una vez los haya incluido en su vida, sucumbirá a sus encantos con rapidez. Y tampoco quiero que se preocupe si cree que no puede encontrarlos; gracias a la Internet, ahora es más fácil que nunca encontrar artículos que antes sólo estaban disponibles al sur de la frontera. Lo más importante es que la incorporación de estos ingredientes en su dieta diaria sea algo sencillo y delicioso.

La Super Dieta Latina versus otras dietas

Ahora que ya conoce los alimentos básicos de la dieta latina, necesita saber qué harán por usted. Sin embargo, primero debe tomar una decisión. Tiene que decidir que es hora de avanzar con un estilo de vida satisfactorio y saludable. Usted necesita hacer un compromiso y darse cuenta de que mejorar su cuerpo exige pasión y esfuerzo. Naturalmente, esto no es fácil. Pero aquí estoy para ayudarla y prometo orientarla para que se sienta apoyada durante el proceso. En esencia, la Super Dieta Latina consiste en implantar un nuevo estilo de vida.

Usted puede haber intentado muchas dietas con promesas parecidas. Y puede preguntarse: ¿Qué diferencia hay entre la Super Dieta Latina y todas las demás? Veamos.

Cuando yo estaba en la Facultad de Medicina, hace ya muchos años, había una dieta muy popular que captó mi atención: La dieta Scarsdale, ¿la recuerda? Desarrollada por el Doctor Herman Tarnower, esta dieta prometía la increíble pérdida de peso de una libra diaria. No había conteo de calorías, pero la consumo de alimentos estaba estrictamente limitado a cantidades específicas de vegetales, frutas, y a pocas cantidades de proteína. Recomendaba consumir edulcorantes artificiales y supresores herbales del apetito, mientras no incluía ningún plan de ejercicio. Esta dieta era alta en proteínas, baja en carbohidratos y moderada en grasa, y requería de un período de participación de 7 a 14 días. Sin embargo, cuando la gente se enteraba de esto, de inmediato renunciaba a ella. Infortunadamente, esto dejaba a muchas personas con una solución de pérdida de peso muy temporal. Después de años de observar y estudiar la evolución de las dietas, sobresale un hecho: Las dietas de moda son, por definición, pasajeras. Además, existe una abrumadora cantidad de dietas, pues siempre estoy entrevistando a muchos nutricionistas y gurúes de las dietas, y les pregunto cuál es la más adecuada y la mejor forma de perder peso. Independientemente de esto, mis pacientes siempre buscan una opinión sobre las dietas, pues quieren bajar de peso y recuperar el cuerpo que tenían antes del embarazo, o en algunos casos, sólo quieren estar más saludables. Cuando se elige una dieta, las opciones son abrumadoras, y puede ser difícil determinar cuál le ofrecerá los resultados que usted busca. Todas las dietas le prometerán perder peso. El asunto es que si una persona con sobrepeso se pone a régimen, bajará rápidamente de peso. Entonces, ¿qué hace que una dieta sea mejor que otra? A continuación, describiré algunas de las dietas más populares (y no tan populares), le daré información sobre otras, y resaltaré los principales factores que es importante encontrar en cualquier dieta.

LA HISTORIA DE ATKINS

Seguramente usted ha oído hablar de esta dieta —una de las más controversiales— que fue desarrollada por el Doctor Robert C. Atkins. Esta dieta es muy conocida por su restricción de carbohidratos. Este rígido programa prácticamente no permite carbohidratos, razón por la cual se presenta la cetosis, un estado en el que el cuerpo comienza a quemar sus reservas de grasa porque piensa que está pasando hambre. Así, la pérdida de peso inicial es muy rápida, pero la disminución repentina de carbohidratos puede producir una variedad de efectos colaterales que pueden ir desde mareos hasta problemas de respiración.

Esta dieta permite muchos alimentos ricos en grasas saturadas, de modo que quien la sigue consume queso, mantequilla, crema, tocino, y otros alimentos grasosos, con absoluta libertad. Sin embargo, esta dieta, tan llena de grasa y baja en carbohidratos, presenta grandes interrogantes sobre la salud, y por muchas razones. Quizá la más importante es que la Dieta Atkins va en contra de los principios nutricionales básicos, y sus efectos a largo plazo aún se desconocen.

Lo que me gusta

▶ Esta dieta ayuda a perder peso rápidamente.

▶ Permite que las personas coman alimentos grasos y ricos en proteínas de manera ilimitada.

▶ No dura tanto tiempo o no es tan costosa como otras dietas de moda.

Lo que no me gusta

▶ Es una dieta muy restrictiva.

▶ Contribuye al consumo de grasas saturadas.

▶ Puede causar problemas de respiración, náuseas y dolores de cabeza, sobre todo en la fase inicial.

▶ Se basa demasiado en proteínas de la carne, pescado, y otros productos de consumo diario, por lo cual no serviría para quienes son vegetarianos. También reduce muchos nutrientes valiosos. Además, existe preocupación acerca del efecto de estos altos niveles de proteínas y de grasa en órganos vitales como el corazón y los riñones.

LA DIETA SOUTH BEACH

La Dieta South Beach, desarrollada por el cardiólogo Arthur Agatston, se basa en la suposición de que a los americanos les encantan los carbohidratos. De hecho, la fase de inducción de dos semanas en la que prácticamente no existen estos alimentos, está diseñada para reducir la ansiedad de comida, y que ésta se mantenga baja a lo largo de la dieta. Durante las dos primeras semanas no se permite el consumo de pan, cereales, frutas, papas, arroz, pastas, remolacha, zanahorias, ni maíz. Y posteriormente, la mayoría de estos alimentos están fuertemente restringidos, y no se puede consumir cerveza, vino ni licor durante los primeros catorce días.

¿Por qué? De acuerdo con la teoría South Beach, los carbohidratos altamente refinados se digieren demasiado rápido, lo cual hace que aumenten los niveles de insulina (la hormona encargada de procesar el azúcar). Cuando estos carbohidratos se agotan, los altos niveles de insulina hacen que la persona sienta deseos de consumir ciertos alimentos, más que nada carbohidratos. El objetivo es romper con este ciclo de consumo de carbohidratos y hacer que usted quiera comer menos y mejor.

Realmente, estas dos dietas, la Atkins y la South Beach, tienen varias fases de inducción, seguidas de planes de alimentación a largo plazo. Las diferencias entre las dos radica en dos áreas: Las grasas y los carbohidratos. La dieta South Beach prohíbe las grasas perjudiciales y fomenta las saludables, y no hace conteo de gramos de carbohidratos. Adicionalmente, examina cuánta azúcar contiene cada carbohidrato. Los carbohidratos bajos en azúcar —aquellos que tienen un bajo índice glicémico y que evitan que los niveles de azúcar en la sangre suban y bajen rápidamente, son buenos.

Lo que me gusta

▶ Depués de la fase inicial, se trata de una dieta balanceada que es altamente restringida.

▶ No se basa en altos niveles de grasas saturadas.

▶ No requiere la cuenta de grasas o calorías.

▶ Recomienda consumir comidas y meriendas normales.

Lo que no me gusta

▶ Es muy difícil para la gente que está acostumbrada a consumir altas cantidades de carbohidratos.

▶ Puede ser costosa en términos de tiempo y dinero.

▶ No es permanente, de manera que muchas personas regresan a sus antiguos hábitos de comida y aumentan las libros perdidas.

THE ZONE (LA ZONA)

Creada por Barry Sears, Ph. D., antiguo investigador en Biotecnología del Instituto Tecnológico de Massachusetts, considera que una dieta alta en carbohidratos y baja en proteína y grasas no es saludable. Básicamente, la idea de Sears es que si consumimos la cantidad exacta de proteínas, grasas y carbohidratos (30, 30 y 40 por ciento respectivamente), las funciones del organismo estarán en su nivel metabólico ideal. Esta tasa se aplica para todas las comidas. Aunque esta dieta no recomienda consumir menos calorías de las normales, de todos modos su consumo es considerable y se debe tener cuidado con las porciones. En su libro, Sears proporciona una lista de alimentos permitidos, tanto en las comidas como en las meriendas. La persona debe memorizar un amplio nivel de alimentos permitidos, así como una serie de horarios y reglas relativamente sencillas. Sin embargo, los nutricionistas le han hecho varias objeciones a esta dieta, y numerosos expertos de la salud argumentan que hay otras opciones mejores y más seguras. Afirman que la dieta de "cinco al día" es más nutritiva, pues recomienda ingerir cinco porciones de frutas y vegetales al día. La AHA sostiene que esa dieta no ha demostrado ser efectiva para perder peso a largo plazo, y recomienda no seguir este tipo de dietas, pues restringen el consumo de vitaminas y minerales esenciales que se encuentran en ciertos alimentos, razón por la cual la dieta Zona puede ser peligrosa. Además, aunque muchas personas han reportado una pérdida rápida de peso con la dieta Zona, también han informado que lo recuperan cuando dejan de hacerla.

Lo que me gusta

▶ Esta dieta puede hacer perder peso con rapidez.

▶ Enseña a controlar las porciones y el azúcar.

▶ Es una dieta rica en frutas y vegetales.

▶ Las personas dicen que sus ansias por los carbohidratos procesados comienzan a desaparecer al cabo de pocos días.

Lo que no me gusta

▶ Aunque la pérdida rápida de peso se menciona como una ventaja, se sabe que poco después se presenta un rápido aumento de peso.

▶ No es práctica para muchas personas.

▶ Puede ser costosa.

▶ Restringe algunas vitaminas y minerales valiosos.

▶ Puede quitar mucho tiempo y producir ansiedad porque hay que medir todo lo que se consume.

LA DIETA LIBRE DE AZÚCAR

Fue creada en los años noventa por un grupo de profesionales de la Medicina: Samuel S. Andrews, M.D., Morrison C. Bethea, M.D., Luis A. Balart, M.D., y H. Leighton Steward. M.Sc. y presidente ejecutivo de una compañía de energía que figura en la lista Fortune 500. Al igual que la dieta Zona, este programa recomienda que el consumo diario de calorías se reparta en porciones de 40/30/30; sin embargo, los porcentajes son diferentes. En la dieta Zona, el porcentaje más alto es el de los carbohidratos, sin embargo la Dieta Libre de Azúcar recomienda que el 40 por ciento de consumo diario de calorías sea de grasas, el 30 por ciento de proteínas, y el 30 por ciento final sea de carbohidratos.

Lo que me gusta

▶ Elimina algunos alimentos que son claramente perjudiciales, como el azúcar refinada.

▶ No hay que contar calorías.

▶ Alienta al ejercicio.

Lo que no me gusta

▶ Elimina algunos minerales y nutrientes valiosos.

▶ No funciona para los vegetarianos.

▶ La pérdida de peso se debe probablemente a la reducción de calorías, y no a la proporción 40/30/30.

▶ Restringe algunas frutas y vegetales.

WEIGHT WATCHERS

Weight Watchers (literalmente "Vigilantes de peso") surgió a principios de los años sesenta, cuando un grupo de amigas comenzó a reunirse semanalmente para discutir cuál era la mejor forma de perder peso. Este programa ha enseñado a llevar una dieta más balanceada, a controlar la ansiedad y a incrementar la actividad física. El programa de Weight Watches ofrece el valor agregado de un grupo de apoyo, a través de encuentros semanales. De acuerdo con esta dieta, los alimentos y el ejercicio se calculan dentro de un plan, que se traduce esencialmente en educación, en la práctica de comer alimentos mejorados y en hacer ejercicio.

Lo que me gusta

▶ Ofrece ayuda a las personas.

▶ No prohíbe los principales grupos de alimentos.

▶ Los vegetarianos pueden seguir esta dieta.

▶ Ofrece mayor facilidad para comer fuera de casa que otras.

Lo que no me gusta

▶ Las personas no saben qué cantidades deben consumir cuando terminan la dieta, pues todo lo que se consume durante ésta ya viene medido.

▶ El sistema no siempre indica el valor nutricional de los alimentos.

▶ Los alimentos preempacados ofrecen menos opciones, menos alternativas saludables y no le informan lo que usted puede comer por su cuenta.

▶ Puede ser costosa en tiempo y dinero.

LA DIETA DE LAS 3 HORAS

Esta dieta de Jorge Cruise se basa en el tiempo. Lo que importa no es tanto lo que usted come, sino cómo y cuándo. Él recomienda desayunar menos de una hora después de levantarse, y comer cada tres horas; sin embargo, la última comida debe ser tres horas antes de acostarse. Cruise dice que comer de esta manera aumenta la energía y el índice metabólico basal (que indica la rapidez con la que su organismo quema calorías), al tiempo que su apetito disminuye. Cruise cree que no hay alimentos malos, sino malas porciones. Sostiene que cada comida debe tener alrededor de 400 calorías, y que el hecho de aprender a ingerir la porción correcta, en el momento correcto, dará resultados. Aunque las personas digan que pierden peso exitosamente con este plan, no queda claro hasta dónde representa una mejoría para el metabolismo, luego de convertir tres comidas normales en cinco o seis comidas más pequeñas.

Lo que me gusta

▶ Esta dieta reconoce la importancia de comer con frecuencia.

▶ También reconoce el control de las porciones y el control calórico.

Lo que no me gusta

▶ Pretende funcionar sin necesidad de hacer más ejercicio.

▶ Incluye refrigerios que son prácticamente nulos en valor nutricional (como la mantequilla de maní marca Reese y las papas fritas marca Ahoy).

SOPA DE COL Y LIMONADA

Estas dietas que ofrecen soluciones rápidas abundan, y todas tienen trucos innumerables. Por lo general, requieren mucho tiempo de preparación, algo que en muchos casos no es práctico. Mientras estas dietas pueden ser muy seductoras porque prometen perder peso con rapidez, le pido que piense en el hecho de que realmente no son saludables y pueden tener consecuencias bastante graves. Aquí tiene un pequeño bosquejo de algunas de ellas.

La Dieta de la Sopa de Col promete resultados rápidos con combinaciones extrañas y un régimen muy estricto de alimentos que dura siete días. Al igual que otros programas semejantes, este no es sano ni representa beneficio alguno. Cualquier dieta que exija consumir un mismo alimento durante varios días no es saludable. La Dieta de la Limonada (o el "Master Cleanse"), también se encuentra en esta categoría.

Desarrollada por el naturópata Stanley Burroughs, el "Master Cleanse" consiste en ayunar para liberar el cuerpo de toxinas. La idea es que una limonada especial —preparada con jugo de jarabe de arce y pimienta de Cayenna— limpia el organismo y lo libera de toxinas, prometiendo que la mayoría de las personas perderán aproximadamente dos libras diarias. Al igual que otras dietas de moda o milagrosas, los regímenes de desintoxicación prometen pérdidas rápidas de peso que terminan siendo insostenibles. Las dietas extremas como el "Master Cleanse" están basadas en creencias populares, y no en investigaciones académicas, razón por la cual pueden ocasionar graves efectos secundarios a personas vulnerables.

Ya se trate de la dieta del doctor Atkins, del Dr. Phil, o de tantos otros doctores y expertos, la mayoría de las dietas no son más que planes de nutrición bajos en calorías, promocionadas con hábiles trucos de mercadeo para que usted no pueda resistirse. En efecto, las dietas de moda o milagrosas son muy fáciles de identificar: Fomentan o prohíben el consumo de un alimento determinado. Pero sus propuestas no son compartidas por expertos ni por organizaciones reconocidas, como la

Asociación Dietética Americana ni la Asociación Americana del Corazón. Estas dietas pueden ofrecer soluciones peligrosas. Lo que hacen es acelerar de manera significativa el metabolismo, pero cuando se deja la dieta, el cuerpo se vuelve lento y el metabolismo ya no trabaja tan rápido como antes (lo que obviamente contribuye a una gran posibilidad de recuperar el peso perdido). Como estas dietas también restringen los principales nutrientes, pueden ocasionar graves problemas de salud, algo muy diferente a lo que deseamos. Por ejemplo, digamos que usted sigue una dieta de moda o milagrosa que limita su ingestión de calorías a 1.000 por día durante un mes. Su cuerpo tiene una respuesta instintiva para adaptarse. Aunque al principio pueda perder unas cuantas libras, si continúa con esta disminución de calorías, el cuerpo se dirá, incluso en menos de una semana: "De acuerdo, si estamos aguantando hambre, tenemos que adaptarnos". Y lo que sucede es que empieza a guardar nutrientes para "protegerse", y usted deja de perder peso y su metabolismo se demora más y más en procesar el poco combustible que recibe.

En resumen, me gustaría comentar otros peligros ocasionados por las dietas de moda o milagrosas:

▶ Las dietas que restringen los alimentos a uno o dos no son nutritivas y pueden incluso ser nocivas con el tiempo (para no mencionar que son aburridas y difíciles de seguir).

▶ Si una dieta incluye suplementos especiales, usted puede gastar una gran cantidad de dinero, con el cual podría comprar alimentos nutritivos y deliciosos.

▶ La pérdida de peso a través de dietas de moda suele ser temporal y a corto plazo. Muchas personas que las han seguido, informan que han recuperado el peso perdido, e incluso más.

▶ Como lo he dicho antes, el ejercicio debe ser parte de la rutina diaria para ayudar a tonificar el cuerpo, mejorar el sistema inmunológico, levantar el ánimo y aumentar la energía.

¿Por qué la Super Dieta Latina?

Con tantas personas que intentan vender dietas, usted se preguntará quizá por qué estoy haciendo lo mismo. La respuesta es simple: No estoy haciendo lo mismo. La Super Dieta Latina tiene el mejor método para perder peso, y ofrece metas reales que contienen soluciones prácticas y efectos duraderos a sus necesidades específicas. Esta dieta se concentra en las lecciones más importantes de la nutrición y le enseña a realizar elecciones inteligentes en relación con los alimentos. Las restricciones son de grasa pero jamás de gusto, los siete alimentos latinos claves de esta dieta no sólo están llenos de nutrientes vitales, antioxidantes, e incluso propiedades medicinales, sino que son también frescos, orgánicos, deliciosos y fáciles de preparar. No sólo revelaré los secretos de estos alimentos, sino que mostraré también cuáles combinaciones de alimentos proporcionan los mayores beneficios de salud y promueven una pérdida de peso rápida. También contiene una gran variedad de carnes magras y frutos del mar, vegetales, frutas y cereales integrales que hacen que preparar los alimentos sea algo divertido y flexible. Nunca se aburrirá siguiendo esta dieta.

Además de proporcionarle los mejores alimentos, esta dieta le enseña cómo perder peso sin tener que contar calorías de manera obsesiva. El control de porciones, las comidas más pequeñas pero más frecuentes, y las meriendas, harán que su metabolismo trabaje con mayor eficiencia. Finalmente, los resultados de esta dieta no terminan cuando se cumple con los objetivos. Además de la dieta, en estas páginas incluimos información básica sobre alimentos, nutrición, ejercicio y manejo del estrés para enseñarle a mantener su peso. Es probable que a veces tengamos dificultades para seguir una dieta, así que es importante estar preparados y mantenerse flexibles. Esta es la razón por la que esta dieta también ofrece soluciones simples y prácticas cuando ganamos peso o nos estamos apartando de la ruta. Esta filosofía es la base de la Super Dieta Latina, cuya recompensa es un estilo de vida feliz y saludable.

Haga que la Super Dieta Latina funcione para usted

Es usted quien debe encargarse de que esta dieta le funcione. Acomódela a su estilo de vida y a las necesidades propias de su edad. A continuación encontrará una breve descripción sobre las necesidades específicas para cada edad. Estas guías le ayudarán a ejecutar este plan de la manera más efectiva posible.

LAS MUJERES DE VEINTE Y TREINTA AÑOS

A esta edad, muchas de ustedes ya tienen una profesión, pero es probable que aún no hayan conformado una familia. Es probable que no se preocupe mucho por su dieta, pues se siente con mucha energía (eso espero). Pero aunque sea joven y delgada, y asista con frecuencia al gimnasio, lo cierto es que debe prestar atención a lo que come.

Tal como escribí en *La lista de salud,* parece que los americanos le prestan más atención a la gasolina que le echan a sus autos que a los alimentos que consumen. Muchos de nosotros aprendimos algo sobre nutrición en las clases de salud que nos daban cuando estábamos en la escuela. Pero seguramente después no volvimos a hablar del asunto, a menos que nuestros padres se interesaran por esto. Infortunadamente, nuestra falta de conocimiento, combinada con nuestra afición por los alimentos procesados, es muy perjudicial para la salud. Lo que realmente necesitamos hacer es lo que propone la Super Dieta Latina: Volver a lo básico. Es necesario seguir una dieta bien balanceada, con vegetales y frutas, pescado y carne magra, y grasas buenas no saturadas como el aceite de oliva, es lo que le ofrecerá muchos beneficios (ver en la página 4, la lista de mis siete alimentos latinos).

Sin embargo, no sólo se trata de qué o cuánto coma, sino de la forma en que lo hace. Por eso digo que cuando se tiene veinte o treinta años, usted necesita cambiar sus hábitos alimenticios si no se ha alimentado correctamente. Sólo cuenta el presente.

Muchas de ustedes probablemente salen de casa sin comer nada, y es probable que sus hábitos alimenticios a la hora del almuerzo no sean mucho mejores. Es decir, no desayunan, almuerzan poco y luego cenan a las siete de la noche. El problema es que cuando se tiene veinte o treinta años, no necesita todo ese combustible en la noche; necesita un poco en el día si es activa, para realizar una actividad física o mental. Realmente, comer de esta manera tiene consecuencias: Su metabolismo se altera si no recibe energías. Sus niveles de azúcar se alteran y sus hormonas se "enloquecen", pues tratan de imaginar dónde pueden conseguir el combustible que necesitan. Usted debe comer pequeñas porciones cada tres horas para tener un metabolismo eficiente y un consumo de energía óptimo. (Consulte mis recetas en las páginas 97–157). Si desayuna a las siete de la mañana, puede tomar un refrigerio a las diez, almorzar a la una, comer un refrigerio a las cuatro y cenar a las siete de la noche. Y no olvide tomar mucha agua entre comidas (preferiblemente no de la llave, sino filtrada o natural) lo cual es esencial para el metabolismo celular. Esta forma de alimentarse se traducirá en una quema efectiva de combustible y en un alto nivel de energía durante todo el día.

LAS MUJERES DE CUARENTA Y CINCUENTA AÑOS

Si usted está en este nivel, probablemente sabe lo que sucede a esta edad: Su metabolismo, que anteriormente era eficiente, comienza a ser más lento y usted empieza a ganar peso. Repentinamente, su cintura comienza a ensancharse y la ropa le queda más apretada. Es algo frustrante, por decir lo menos.

La menopausia o la premenopausia tampoco ayudan. La buena noticia es que hay muchas cosas que se pueden hacer para adaptarse a la menopausia. La dieta y el ejercicio son claves. En efecto, muchos médicos creen que varios síntomas de la menopausia se deben a una dieta deficiente (así como a un estilo de vida no saludable y a los contaminantes ambientales).

Pero hablemos sobre la menopausia y la dieta, dos factores que juegan un papel importante en nuestro metabolismo. Una dieta saludable es más importante ahora que antes, pues hay un mayor riesgo de osteoporosis (pérdida de la masa ósea), y las enfermedades del corazón se incrementan en esta etapa de la vida. Una dieta rica en cereales integrales, vegetales y frutas, es esencial para la producción de hormonas. Incorpore alimentos ricos en calcio (vegetales, nueces, semillas, frutos de mar, leche natural orgánica) o tome suplementos de calcio para obtener la dosis diaria recomendada (ver página 78). Obtenga la dosis adecuada de vitamina D del sol o también como suplemento. Evite el alcohol y la cafeína que pueden ocasionar calores excesivos en algunas mujeres, y por supuesto siga las recetas y las recomendaciones de la Super Dieta Latina y ejercite su cuerpo (consulte mi sección de ejercicios en la página 181). Si está haciendo lo contrario y consume comidas rápidas y ácidos grasos trans (grasas y aceites procesados por el hombre), entonces usted no está obteniendo los antioxidantes, vitaminas ni los minerales que necesita para neutralizar los efectos de las condiciones ambientales nocivas a las que está expuesta y de las toxinas de su metabolismo. Esto no sólo aumentará sus cambios de temperamento, sino que aumentará considerablemente el tamaño de su cintura.

LAS MUJERES DE SESENTA AÑOS Y MÁS

La buena noticia es que si se ha cuidado, esta es la edad en que recibirá los beneficios, pero la mejor es que nunca es demasiado tarde para empezar a ser saludable. Ésta es la época en que deberá vigilar su peso, disminuir el consumo de grasas saturadas y ser más activa. Como siempre, consuma los siete alimentos latinos cuando sea posible; usted necesita alimentos ricos en calcio y en nutrientes como el pescado, el pollo, la carne magra, los productos lácteos bajos en grasa, las frutas, los vegetales, los cereales integrales, las nueces y las semillas.

Usted debe comer con mayor frecuencia, y consumir diariamente cinco o seis pequeñas dosis de alimentos bajos en grasa pueden ayudarle a controlar el peso, los niveles de grasa y de azúcar en la sangre. Asegúrese de ingerir suficiente agua porque nuestra necesidad de combustible es mayor a medida que envejecemos. Ingiera líquidos, principalmente agua (o bebidas sin azúcar) durante el día.

¿Cómo ejecutar el programa?

Usted ya sabe cuáles son los beneficios de los siete alimentos latinos y de sus categorías; entiende los fundamentos de esta dieta y sabe compararla con otras que ha seguido o de las que ha oído hablar. Asimismo, usted sabe cómo adaptar esta dieta a su edad. Ahora la pregunta es cómo ejecutar el plan. La respuesta está en tres pasos sencillos.

PRIMER PASO (LAS DOS SEMANAS INICIALES)

Una vez que usted toma la decisión de hacer este cambio en su estilo de vida, sentirá sus efectos positivos. Las dos primeras semanas contienen una variedad de recetas que probablemente son más bajas en grasa y calorías que los alimentos que consume normalmente, así como platos balanceados en términos nutritivos. Existen varios platos a base de pescado y mariscos que contienen proteínas más fáciles de digerir que las carnes rojas (se pueden adaptar). Las recetas también incluyen más frutas y vegetales crudos, los cuales poseen un mayor contenido de agua y le harán eliminar las toxinas. Usted se debe sentir enérgica y fuerte, y debe ser completamente consciente de los beneficios de su nuevo estilo de vida. Seguramente dejará de sentir esa sensación desagradable que sentía cuando no comía o consumía alimentos inapropiados.

SEGUNDO PASO (PRÓXIMAS CUATRO SEMANAS)

Gracias al hecho de que sus células están recibiendo un combustible de alto octanaje, y a que está eliminando las toxinas, usted comenzará a notar cambios significativos en sus niveles de energía. Necesitará conservar altos sus estándares de nutrición, pero ahora puede comenzar a incorporar algunos ingredientes más completos para mantener la fuerza, la masa muscular, el poder y la energía. Debe incorporar las recetas que ha estado disfrutando en el primer paso y alternarlas con las nuevas.

Básicamente, en esta fase su organismo está trabajando de manera sincronizada con la alta calidad de los alimentos que usted le está proporcionando, y que complementada con una mayor actividad física, realiza una limpieza general en su organismo y metaboliza sus depósitos de grasa, lo cual le hace perder peso de forma efectiva. Además, está mejorando en muchos sentidos necesarios: Sus huesos débiles se están fortaleciendo al igual que su masa muscular (lo cual es clave para quemar grasa). Usted no sólo está quemando grasa, sino que su cuerpo está trabajando gracias al consumo de carbohidratos complejos, grasa y proteínas buenas. Al final del segundo paso, usted puede haber disminuido su grasa corporal entre 8 a 12 por ciento, y puede haber perdido entre 12 y 18 libras.

TERCER PASO (SEMANA SIETE Y SIGUIENTES)

Este es el momento en que sus nuevos hábitos se convierten en parte integral de su estilo de vida. Usted ha aprendido sobre los beneficios de los buenos alimentos, las porciones controladas y la actividad física. También ha notado que las soluciones rápidas no son la respuesta, pero que gradualmente, los cambios en su vida serán duraderos. Disfrute siguiendo las diferentes recetas de todos los pasos. También se perdonará los errores que ha cometido; después de todo, somos humanos. Por medio de estos tres pasos fáciles de seguir, usted alcanzará sus objetivos de perder peso, mientras conserva su figura y vive una vida llena de sabor, pasión y felicidad.

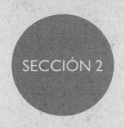

COMIENCE A ESTABLECER SUS METAS

☑ *Mejore su vida diaria para triunfar*

☑ *Lea las etiquetas de los alimentos*

☑ *Establezca sus metas*

Mejore su vida diaria para triunfar

Para perder peso y mantenerse saludable, usted necesita cambiar su entorno. Los dos aspectos de su vida que necesita transformar inmediatamente son su armario y su cocina.

EL ARMARIO

Ya que hemos hablado mucho sobre el método, es tiempo de ir a lo esencial. Si usted es como muchas de mis pacientes, debe tener ese vestido que sólo usará cuando haya perdido algunas libras de más, con el que sabe que se sentirá y lucirá espectacular, cuando sea por supuesto el momento preciso. Usted lo compró como un incentivo... Pero todavía no se encuentra en el punto en que lo puede usar. Y de hecho, cuando se desanima, lo cuelga justo detrás de los pantalones negros que lo tapan todo. Bueno, amiga mía, es hora de enfrentar al gran enemigo: Sáquelo de su armario.

Como he dicho antes, gran parte de estar lista para una dieta es visualizar su objetivo. Ésta es la parte más proactiva de prepararse, y como todo lo que ofrece recompensas, también es difícil. Sin embargo, es parte de un proceso. Aquí están mis siete sugerencias clave para limpiar el armario:

1. Reserve un tiempo en un día que no vaya a estar ocupada con su trabajo, familia, ni con otras obligaciones (dejar las cosas para después no significa hacerlas el mes siguiente) y decida cómo va a emplear las dos o tres horas (o quizá más) que le va a dedicar a este proyecto.

2. Traiga algunas bolsas negras grandes de basura y una caja para guardar cosas.

3. Ponga su música favorita, traiga algo para tomar (cócteles todavía no), póngase su ropa de limpieza y comencemos.

4. Encuentre lugares en su cuarto para poner los vestidos, pantalones, camisas, faldas, zapatos y otros. Ahora saque todas sus cosas. Sé que el desorden será inmenso, pero es parte del proceso. Y a menos que quiera guardar algunos peluches empolvados como mascotas, ésta es la oportunidad perfecta para limpiar y regalarse un poco de ejercicio, además de un armario limpio.

5. Empiece haciendo un montón y luego haga otros de acuerdo a las siguientes categorías:

   - Uno para regalar (si no se ha puesto algo en doce meses o ya no le gusta, es tiempo de decirle adiós).

   - Otro con la ropa que usa.

   - Otro para cuando esté más delgada.

   - Y finalmente, el montón de ropa para otras temporadas

(aunque no estoy hablando de zapatos, le sugiero que también mire lo que quiere regalar).

6. Tome la prenda que más le gustaría ponerse cuando esté más delgada y déjela a un lado. Guarde en una caja lo que va a regalar y las prendas que utilizará en otras temporadas.

(7) Tome esa prenda que se pondrá cuando esté más delgada; lávela, plánchela y cuélguela luego en un lugar de fácil acceso. Esta prenda, que funcionará incluso mejor que su pesa, será su recompensa cuando haya logrado su objetivo.

Ahora usted debe tener una bolsa grande con prendas para regalar y montones más pequeños con la ropa que va a usar, la cual puede —dependiendo de la prenda o el color— colgar en su nuevo armario limpio. Y no olvide hacer lo mismo con las prendas de los cajones, aunque probablemente quiera continuar otro día (pero no espere demasiado). Ahora que ya limpió el armario y los cajones, debe sentirse bien. Ha dado un paso fundamental en la dirección correcta y está lista para continuar. Comprenda que una de las mejores partes de perder peso —aparte de sentirse sensacional, lucir fresca y estar más saludable— es que puede utilizar la ropa que no podía usar antes.

Todos sabemos que aunque la ropa puede ser muy costosa, también puede ser un gran incentivo. Cuando alcance el peso deseado, cómprese ese vestido lindo y exclusivo con el que lleva soñando desde hace meses. No se trata sólo de adquirir una prenda divina que le ayudará a lucir esa nueva figura sensacional, sino que será también una especie de seguro. Piénselo de esta manera: Cuando usted invierte en un auto nuevo, hace lo posible por mantenerlo limpio, ¿verdad? Se asegura que se mantenga tan inmaculado y sin rayones como sea posible. Se esmera en mantenerlo impecable y en perfecto estado. Lo mismo se puede decir cuando gasta un poco del dinero ganado con el sudor de su frente en un vestido nuevo: Se está asegurando de cuidarse bien —y también al vestido— y de que su dinero vale. Esta es una forma de premiarse y de mantener andando su inspiración.

LA COCINA

Es tiempo de comenzar con el cambio siguiente: La cocina. Deshacerse de ciertos alimentos cumple tres funciones importantes. Primero, usted estará libre de esas tentaciones que pueden llegar a sabotear sus mejores esfuerzos. Sería mejor no haber comprado esa tentadora bolsa de papas fritas, las golosinas llenas de azúcar o crema, la mantequilla de maní atiborrada de grasas, o el dulce para los niños que usted no puede resistir. ¿Para qué torturarse, especialmente cuando apenas está empezando? Segundo, podrá hacer una especie de inventario y reconocer algunos de sus hábitos alimenticios que pronto quedarán en el pasado. Tercero, tendrá una despensa y un refrigerador limpios organizados, y también, una mayor posibilidad de triunfar. Realmente, cuando se piensa en ello, su cuerpo es como su cocina: Ambos deben estar llenos de alimentos saludables. Asegúrese también de tener tazas y cucharas para medir. Esto no sólo le ayudará con las recetas, sino también con otro componente clave de la Super Dieta Latina: El control de las porciones.

PRIMERO EL REFRIGERADOR

Limpiar su refrigerador y su despensa puede ser un ejercicio de purificación por muchas razones. Primero, está sacando alimentos, condimentos, golosinas y tentaciones que evitará con mayor facilidad si no las ve (lejos de la vista, lejos de la mente). Pero mejor aún, usted está aclarando qué debe consumir y qué no, de manera que cuando guarde en su refrigerador las porciones de pizza que sobraron de la noche anterior, lo mejor que puede hacer, mi querida amiga, es eliminar la tentación. Si no lo hace, sé que sentirá deseos de comérsela.

¿QUÉ DEBE ELIMINAR?

Antes de limpiar, tome una libreta y un bolígrafo. Mientras busca en su refrigerador, anote lo que vaya encontrando y su contenido de calorías.

Si tiene su computador cerca, puede contabilizar todo en la página www. calorie-count.com). Y ahora, echémosle un vistazo al refrigerador.

No puedo hablar por todas las personas de este país, pero si su refrigerador luce como el mío antes de que yo comenzara la Super Dieta Latina, quizá pueda adivinar qué productos con alto contenido de grasa guardaba allí. Hay ciertos alimentos —placenteros, si se quiere—, que despiertan un sentimiento emotivo en nosotros, haciéndonos creer que no podemos vivir sin ellos. Pero si observa las calorías que contienen, quizás le haga pensar dos veces en sus prioridades. Aquí están los alimentos que finalmente estaban prohibidos en mi refrigerador. Si alguno de ellos le suena familiar, entonces está en buena compañía: Hamburguesa con queso de Mc Donald's (casi 600 calorías); arroz chino pedido a domicilio (casi 720); torta de chocolate con cubierta (fabuloso, pero una sola porción contiene 853 calorías); carne de res asada (500 calorías); lasaña (1.020 calorías); carnes frías (casi 300 calorías, aunque la carne magra como el pavo está bien); perros calientes (tienen demasiada sal... y 350 calorías si se le suma el pan); queso, que me gusta casi tanto como la torta de chocolate (casi 1.000 calorías); concentrado de limonada (200 calorías); leche (122 calorías si tiene el 2 por ciento de grasa); y un par de sodas en lata (184 calorías). Veamos los condimentos: Mayonesa (90 calorías por cucharada), y otras conservas favoritas, incluyendo las vinagretas llenas de azúcar y los aderezos de las ensaladas (casi 500 calorías).

Si aplica las matemáticas, esto suma más de 6.000 calorías. Imagine qué tan diferente serían usted y su vida con sólo eliminar estos alimentos. Comencemos entonces haciendo una lista típica de lo que debe sacar y lo que debe conservar en su refrigerador.

Lo que debe sacar de su refrigerador

Perros calientes

Queso procesado

Alimentos procesados

Embutidos de carne

Refrescos

Postres empacados

Yogurt con azúcar

Vinagretas preparadas para ensalada

Mayonesa y salsa de tomate

Margarina

Filetes de carne altos en grasa
(por ejemplo cualquiera que tenga grasa
blanca visible o jaspeada)

Gelatinas y mermeladas
(o consumirlas en poca cantidad)

Lo que debe mantener en su refrigerador

Lácteos bajos en grasa o productos de soya

Huevos frescos

Tomatillos y aguacates (alimentos latinos)

Frutas frescas (como limas y limones
para condimentar)

Vegetales frescos

Chiles frescos
(uno de los siete alimentos latinos)

Carnes magras y aves

Filetes de pescado, churrasco,
o trozos de atún y salmón

Salsa de soya baja en sodio

Cilantro (alimento latino)
y otras hierbas frescas para condimentar

Una variedad de frutos secos
y mantequillas de frutos secos
(consuma con moderación; revise
el tamaño de la porción —entre 1 y 2
cucharadas— y el cuchillo para untarlas)

Lo que debe sacar de su congelador

Helado

Papas fritas congeladas

Alimentos congelados precocidos
altos engrasa

Lo que debe mantener en su congelador

Frutas congeladas

Pulpas de fruta congeladas
sin azúcar agregada

Vegetales congelados sin aditivos
(lea la etiqueta)

AHORA LA DESPENSA

El refrigerador no es el único espacio para guardar alimentos que vamos a reacondicionar. De hecho, muchos de los alimentos procesados —si no todos—, que encontramos en los supermercados, son incluso más dañinos para su salud y su dieta, ya que suelen tener altos contenidos de azúcar y de preservativos. Los cereales atiborrados de azúcar, los paquetes de frituras, los dulces, los condimentos con saborizantes, las sopas y las frutas enlatadas, todos estos alimentos son sin duda banderas rojas, y deben desaparecer inmediatamente, si quiere vivir saludablemente.

La despensa también es el hogar de muchas especias. Es probable que usted no sepa que para sacar el mejor provecho de sus condimentos, debe reemplazar sus especias cada seis meses. La mayoría de las hierbas y las especias contienen aceites que se evaporan durante el almacenamiento, lo cual disminuye su sabor y su concentración. Si piensa que las especias y las hierbas que encuentra en el supermercado probablemente han estado un buen tiempo en las estanterías (y seguramente en una bodega antes de eso), puede deducir que ya están considerablemente viejas. Es mejor si puede comprar sus hierbas y especias frescas. Además, no sólo es que sean más frescas, sino que usualmente son más

Lo que debe sacar de su despensa	Lo que debe mantener en su despensa
Pan blanco	Pan integral
Cereales para el desayuno, que aunque no contienen azúcar, tampoco son integrales	Cereales integrales
Carnes procesadas como la cecina, pues contienen muchos aditivos	Pastas integrales
Preparados secos como macarrones con queso	Refrigerios saludables
Comidas empaquetadas	Aceite de maní, de nuez, de ajonjolí, de linaza, de semilla de uva y de oliva
Pastas, fideos y tortillas de harina blanca	

Nota: Estos alimentos integrales proceden de las plantas y son una opción saludable para reemplazar las grasas perjudiciales, pero se deben ingerir con moderación.

baratas si encuentra un lugar de ventas al por mayor. Comencemos ordenando la despensa con la siguiente lista a manera de guía.

SURTA LA DESPENSA

Ahora que ya ha hecho la gran limpieza de su despensa, es el momento de volverla a surtir. Revise la lista anterior, y la de compras que aparece a continuación. También quiero que tenga algo en cuenta: Sólo compre lo que necesita y no elija alimentos que no sean saludables (esto sólo le producirá tentaciones, lo cual, como usted bien sabe, puede ocasionar desastres). Y si tiene familia, no cometa la ingenuidad de comprar comida chatarra. Recuerde que todos pueden beneficiarse si se tienen refrigerios saludables a mano.

Lista de compras

Ají amarillo peruano (disponible en mercados latinos y en grandes supermercados)

Extracto de almendra

Habichuelas o ejotes (enlatadas o frescas)

Pimienta negra

Azúcar morena

Aceite de canola

Pimiento rojo

Garbanzos (enlatados o secos)

Ají de árbol en polvo

Ají en polvo

Chipotle en adobo (enlatado)

Canela

Sal gruesa / sal kosher

Tortillas de maíz

Leche de coco light

Orégano mexicano

Mirin (vino de arroz japonés para cocinar)

Aceite de oliva

Caldo de pollo orgánico

Panko (migas de pan japonés)

Aceite de maní

Piñones

Champiñones morcini (secos)

Semillas de calabaza cruda

Vinagre de vino tinto

Vinagre de Jerez

Vino de Jerez

Semillas de comino

Vinagre balsámico oscuro

Azúcar morena integral

Ron oscuro

Mostaza Dijon

Leche descremada

Aceite de oliva extra virgen

Habas	Salsa de soya (baja en sodio)
Semillas de hinojo	Anís estrellado
Comino molido	Pasta de tahine
Jengibre molido	Pasta de tomate
Ají habanero en polvo	Azúcar turbinada
Huitlacoche o cuitlacoche (hongos mexicanos enlatados, disponibles en algunos mercados latinos)	Extracto de vainilla
	Aceite vegetal
Coco rallado (con o sin dulce)	Vinagre balsámico blanco
Néctar de guanábana (usar con moderación debido al alto contenido de azúcar)	Vino blanco

Lea las etiquetas de los alimentos

Ahora que fue al supermercado para surtir la cocina, veamos una lección rápida sobre la lectura de las etiquetas de los alimentos.

Uno de los pasos más importantes al cambiar su estilo de vida es monitorearse a usted misma. Leer las etiquetas le ayudará a determinar qué clase de alimentos está consumiendo y, en algunos casos, si debe o no seleccionar un producto en especial.

Primero que todo, cuando lea una etiqueta, asegúrese que incluya el tamaño de la porción. Muchos alimentos empacados anuncian que son bajos en grasas o calorías, pero las porciones son muy pequeñas, y creemos que tienen un bajo contenido de azúcar y grasas.

La siguiente etiqueta ofrece la información nutricional de las zanahorias. El tamaño por porción es de 3 onzas, pero tiene 2,5 porciones por paquete. Usted necesita tener esto en cuenta para saber cuánto va a consumir en una comida o en un refrigerio.

La etiqueta dice que cada porción tiene 45 calorías. Asegúrese de multiplicar el número de calorías por el número de porciones que piensa comer.

Datos de Nutrición

Tamaño por porción / 1 cuch (85 gr) (3 oz)
Raciones por envase 2.5

Cantidad por porción

Calorías 45	Calorías de grasa 0

	Valor diario*
Grasa total 0 gr	0%
Grasas saturadas 0 gr	0%
Colesterol 0 mg	0%
Sodio 55 mg	2%
Total carbohidratos 10 gr	3%
Fibra dietética 3 gr	12%
Azúcares 5 gr	
Proteínas 1 gr	

Vitamina A 360 %	•	Vitamina C 8 %
Calcio 2 %	•	Hierro 0 %

*Los porcentajes de valores diarios están basados en una dieta de 2.000 calorías. Sus valores diarios pueden ser mayores o menores dependiendo de sus necesidades calóricas.

		Calorías	2000	2500
Grasa total	menos de		65 g	80 gr
Grasas saturadas	menos de		20 gr	25 gr
Colesterol	menos de		300 mgr	300 mgr
Sodio	menos de		2400 mgr	2400 mgr
Carbohidratos totales	menos de		300 mgr	375 mgr
Fibra dietética	menos de		25 gr	30 gr

Calorías por gramo: grasas 9 • carbohidratos 4 • proteínas 4
Ingredientes: zanahorias

Las calorías de la grasa están relacionadas con el número de gramos de grasa que realmente contiene un alimento, y recuerde que cada gramo de grasa suma un máximo de 9 calorías. En el caso de las zanahorias no hay ninguna, pero en otros alimentos verá que las calorías provenientes de las grasas son muy altas en comparación con el total de calorías del alimento, como en el caso de los frutos secos, los cuales contienen 50 por ciento de calorías grasas. En otras palabras, digamos que una porción de mantequilla de almendra equivale a 2 cucharadas o a 32 gramos. El total de calorías es de 195, de los cuales 150 son calorías grasas. Esto significa que si cada gramo de grasa contiene 9 calorías, entonces la mitad de los gramos de la porción de mantequilla de almendra provienen de las grasas (porque si dividimos 150 calorías por 9, el resultado es 16 gramos aproximadamente). La mantequilla de almendra también contiene grasas saludables y no le estoy diciendo que evite este tipo de grasas, sólo que determine qué es lo mejor para usted en materia de consumo diario, de acuerdo con los parámetros que ofrezco en la tabla de porciones diarias.

Las proteínas y los carbohidratos contienen 4 calorías por gramo. En el caso de las zanahorias de esta etiqueta, tienen 45 calorías por porción: 41 calorías son de carbohidratos y 4 son de proteínas. La fibra no contiene calorías, por lo cual, mientras más fibra tenga un alimento, tanto mejor, ya que ayuda a disminuir la absorción de carbohidratos en el cuerpo y permite un mejor uso del combustible.

La sección de carbohidratos de la etiqueta está dividida en fibra dietética y azúcares. Los azúcares son un grupo que debe observar con atención. Evite en la medida de lo posible alimentos que no contengan fibra dietética y más de 20 gramos de azúcares por porción, puesto que la mayoría de éstos probablemente son altos en azúcar procesada y aumentarán sus niveles de azúcar en la sangre. Los carbohidratos complejos como los tubérculos y los cereales integrales pueden tener alto contenido de carbohidratos, pero también verá que contienen fibra y un bajo contenido de azúcar. Los alimentos con alto contenido de fibra son los que tienen 5 o más gramos de fibra por porción.

Las proteínas son proteínas, por lo cual no hay mucho que comentar aquí, pero debe saber que un alimento que contiene proteínas, fibra, grasa y carbohidratos, puede reducir sustancialmente la cantidad de azúcar del torrente sanguíneo, comparado con un alimento que sólo contiene carbohidratos, y nada de fibra, proteínas, ni grasas (como la harina, el azúcar y el pan blanco). Volvamos a la sección de grasas de la etiqueta: Aparece la grasa total así como una categoría llamada grasas saturadas. Algunas etiquetas también mencionan las grasas trans y las grasas insaturadas o monoinsaturadas. Evite las que contienen gramos de grasas trans y reduzca al mínimo las que contienen gramos de grasas saturadas. Yo recomiendo consumir diariamente grasas monosaturadas y no saturadas por ser grasas saludables.

Una nota importante: Los alimentos procesados suelen tener etiquetas engañosas que ocultan información importante. Por ejemplo, si usted ve una etiqueta y lee que la grasa total es de 20 gramos por porción (por ejemplo), y que las grasas saturadas y otras no suman 20 gramos en total, es porque contiene algunos gramos de grasas trans e hidrogenadas que no son nada buenas. En resumen, es un truco que desinforma. Estas etiquetas no mencionan la sub-categoría de grasas trans en su lista, y por eso, usted debe leer minuciosamente la lista de ingredientes que se encuentra debajo de la información nutricional.

Los ingredientes figuran en orden de contenido, apareciendo primero el ingrediente que esta presente en mayor cantidad. De nuevo, usted debe examinar esta lista cuidadosamente. Una etiqueta puede anunciar un jugo de fruta que dice ser saludable como de uvas puras, pero si lee la etiqueta, verá los ingredientes en este orden: agua, sirope de maíz alto en fructosa, concentrado de jugo de manzana, concentrado de jugo de uva, saborizantes. Como puede ver en este ejemplo, el jugo de uva está casi al final de la lista.

También recomiendo que evite cualquier alimento que contenga ingredientes que sean difíciles de pronunciar y que suenen a sustancias químicas elaboradas artificialmente, como el aceite vegetal parcialmente hidrogenado, glutamato monosódico (msg), y muchos más que podría mencionar aquí. Recuerde que los lácteos pueden estar presentes en un alimento en forma de suero, y que un azúcar derivado de los lácteos se llama lactosa. El azúcar también está presente de muchas formas: Sacarosa, fructosa, dextrosa, sirope de maíz alto en fructosa y maltosa, entre otros. También se incluyen los edulcorantes artificiales como la sacarina, el xilitol, los alcoholes de azúcar y muchos otros. El más recomendable es el azúcar natural que se encuentra por supuesto en las frutas sin adiciones, las cuales contienen más nutrientes que los jugos puesto que eliminan la fibra que hay en la fruta.

En la columna de la derecha está la lista de los porcentajes de los valores diarios por componente del alimento, de acuerdo con la cantidad de calorías que usted consume en un día. La mayoría de las etiquetas utilizan 2.000 ó 2.500 calorías por día como un promedio diario recomendado, de modo que usted verá qué porcentaje de carbohidratos, proteínas y grasa contiene cada alimento por porción, con base en el total permitido cada día. Lo mismo sucede con el consumo diario de vitaminas recomendado, y cuáles vitaminas y minerales están presentes en dicho alimento.

Por favor tenga en cuenta mis recomendaciones cuando lea una etiqueta. Mientras más alimentos frescos, enteros y sin empacar consuma, tanto mejor para usted.

Establezca sus metas

Ahora que está lista para comenzar, trabajemos en el primer paso de cualquier dieta: Establecer las metas. La única manera de trazarse objetivos reales es entender tres elementos clave de las dietas: El aumento de peso, los alimentos y la nutrición, y su organismo. Después de todo, usted es lo que come, y saber esto le ayudará a tomar mejores decisiones en materia de nutrición y de alimentos.

ENTIENDA LA VERDAD DETRÁS DEL AUMENTO DE PESO

Primero tengo que confesarle algo: Yo antes nunca le prestaba atención a lo que comía. No sólo eso, sino que también me encantaba la comida para llevar —especialmente por mi horario de trabajo. Y tampoco era el hombre más atlético. De hecho, no comencé a practicar ejercicio sino hasta después de los treinta, cuando me di cuenta que tenía que hacer algo para mantener mi cuerpo saludable.

¿Le suena familiar esto? Honestamente, parece que todos tuviéramos algunas libras que perder. Las estadísticas en este país están lejos de ser algo divertido: ¿Puede creer que el 75 por ciento de la población de los Estados Unidos tendrá sobrepeso en el 2010? Si eso no le sorprende, lea esto: Las estadísticas muestran que el 80 por ciento de la población infantil tiene sobrepeso. ¿También sabía que estos niños sufren de enfermedades relacionadas con el peso, como la artritis por ejemplo? Las consecuencias del exceso de peso son devastadoras. Entonces aquí está mi pregunta: ¿Por qué hemos llegado a este punto?

Los ocho factores clave que contribuyen al aumento de peso

✔ LAS COMIDAS RÁPIDAS

Basta con ir al supermercado o caminar por una calle concurrida para explicar en parte el problema del sobrepeso: Nuestras dietas. En cada lugar de este hermoso país, usted se sentirá presionada por la gran cantidad de negocios de comidas rápidas, y estoy seguro que no es nada nuevo para usted que la mayoría de las opciones de comidas rápidas son malas para su salud. Estas comidas usualmente están relacionadas con obstrucción de las arterias e infartos, causados por la gran cantidad de calorías, grasa y sodio que contienen.

Ahora, usted puede decir: "Pero doctor Manny, yo como ensalada cuando voy a mi restaurante favorito de comidas rápidas". Bueno, mientras que la mayoría de cadenas de comidas rápidas han agregado artículos dietéticos o saludables a sus menús en los dos últimos años, es hora de revisar el menú y hacerse las siguientes preguntas: ¿Es comida fresca? ¿Los aderezos tienen químicos o exceso de azúcar? ¿Estoy obteniendo la nutrición que necesito? Las respuestas probablemente serán, no, sí, y no.

✔ EL DINERO

La otra excusa que escucho frecuentemente para caer en malos hábitos alimenticios tiene que ver con el dinero y la falta de él. Bueno, amiga mía, yo sería el primero en decirle que comer saludable no siempre es barato. A diferencia del pan blanco, el integral no está en la estantería de ofertas. Lo mismo sucede con muchos paquetes de refrigerios que contienen azúcar, para no mencionar los cereales. Yo tengo hijos y sé que recorrer los pasillos de los cereales puede ser como caminar por un campo minado de comida chatarra. Si usted tiene hijos, sabe lo que significa ir al supermercado, con su hijo de siete años en el carrito, que viene de ver un comercial en el cual muestran unos aros azucarados y coloridos y el niño comienza a decir que usted se los tiene que comprar. Como si fuera poco, son los cereales más baratos de la semana. Hay millones de estas cajas gigantes desplegadas por todo el supermercado, que básicamente dicen: "Cómprame".

Teniendo en cuenta lo influenciable que es un niño, y el dinero que se tiene en la billetera, influenciable y su billetera, es fácil predecir lo que sucederá. No tengo que decirles que no hay presupuesto que alcance, y tratar de justificar la compra de opciones más saludables contra lo que su bolsillo le permite puede ser muy difícil.

✔ EL TIEMPO

Además del dinero, hay otro factor que nos parece escaso: El tiempo. Yo sé como son las cosas: Cuenta con veinte minutos o menos para almorzar, seguramente trata de preparar su almuerzo de vez en cuando, pero no es fácil, y hay un lugar en la esquina que ofrece almuerzos rápidos y económicos.

✔ EL ESTRÉS

"¿Tiempo para mí? ¿Qué es eso?" Es la respuesta que normalmente recibo cuando les sugiero a mis pacientes ocupadas que saquen tiempo para ellas. Sinceramente, me siento cansado con sólo ver lo que mi esposa Katarina hace todos los días; con tres niños y un esposo que no siempre está presente, ella tiene una carga muy pesada.

El hecho es que como las mamás se mantienen muy ocupadas desempeñando sus labores maternas y haciendo otra cantidad de cosas, no comen como deberían. Tener uno o más niños que cuidar, llevarlos a la escuela en la mañana, resolver todas sus actividades después de la escuela, para no hablar de su empleo, y ser parte de la generación sándwich (aquella que cuida también de sus padres), todo se suma para tener horarios desordenados, alimentarse mal, y recurrir en muchos casos a la búsqueda de alimentos que satisfagan inmediatamente (papas fritas, brownies, dulces, galletas, refrescos, helados) que no les brindan beneficio alguno.

✔ LA FALTA DE EJERCICIO O ACTIVIDAD FÍSICA

Realmente es una ecuación lógica. Pregúntele a cualquiera persona qué quiere hacer, y le garantizo que la última respuesta será "hacer ejercicio". Como les digo a mis pacientes, el asunto con el ejercicio es que sí se debe hacer, pero debe acomodarse a su estilo de vida: Si usted se levanta a las seis de la mañana y puede ir a una clase de yoga, montar en bicicleta (adentro o afuera) correr o trotar, o salir a caminar durante media hora, entonces eso es lo que debe hacer. De lo contrario, podría hacerlo al mediodía (siempre y cuando no esté dejando de almorzar). No diga que no tiene tiempo; usted necesita sacarlo. De nuevo, se trata de su vida. No quiero decir que sea fácil, pero el ejercicio le ayudará, y usted verá y sentirá los resultados físicos y mentales casi de inmediato.

✔ LAS HORMONAS

Pregúntele a cualquier mujer y escuchará la misma respuesta: Su apetito sube y baja, aumenta y disminuye dependiendo de la época del mes. La mayoría de las mujeres que conozco sienten mucho hambre la semana anterior al período, y muchas terminan comiendo chocolates. Esta necesidad de picar las conduce al efecto avalancha: Se comienza tal vez con una galleta, la cual lleva a otra, y bueno, ya puede hacerse una idea.

✔ COMER GOLOSINAS: EL CAMINO INCORRECTO

La mayoría de los padres sabemos que debemos mantener refrigerios a mano, ¿verdad? Cualquier salida, bien sea una caminada por el parque o ir en coche al supermercado, requiere mantener algunas golosinas para los niños. Ahí está el problema, porque a nosotros los adultos también nos gustan.

Basta caminar por la sección de golosinas de cualquier supermercado para saber que a los norteamericanos les encanta comer toda clase de golosinas dulces y saladas; la verdad es que la opción es realmente irresistible y nada saludable.

✔ LA FALTA DE SUEÑO

La falta de sueño también puede afectar el apetito, entre otras cosas. Es curioso, pero cuando uno de nuestros hijos está levantado, es mi esposa la que siempre se despierta, y creo que lo mismo les sucede a muchas mujeres: Parecen predispuestas a levantarse aunque hayan dormido poco. El problema de realizar todo tipo de actividades durante el día después de haber dormido poco, es que la persona terminará por sentirse agotada, y perderá la voluntad —lo cual la puede hacer atracarse de dulces a altas horas de la noche. Es verdad, mientras menos dormimos, más débiles somos: Perdemos la capacidad de controlar no sólo nuestro temperamento, sino también, nuestra enorme ansiedad de comida. ¿Sabía usted que muchos productos que usted consume, incluyendo los aditivos alimenticios y la cafeína, pueden perturbar sus patrones de sueño?

¿Qué debe hacer usted después de considerar estos ocho factores que contribuyen a esta epidemia nacional? ¿Qué necesita cambiar para llegar al punto donde luzca bien, que su piel se vea saludable y lozana —y lo más importante— que usted se sienta bien, menos estresada, y más atractiva? No me refiero a las cirugías, sino a encarar la realidad con un mayor equilibrio y con una filosofía que le dará resultados duraderos fabulosos. Esta dieta le ayudará a aprender las formas básicas y efectivas para balancear la nutrición, el ejercicio y la salud. Si usted sigue la Super Dieta Latina, pronto verá los cambios. Tendrá más energía, tanto física como emocional en los primeros siete días después de empezar. Luego de catorce días, notará la pérdida de peso y se sentirá mejor. Y si sigue esta dieta, en sólo cuatro semanas, la grasa de su cuerpo podría disminuir entre 5 y 10 por ciento. Podrá perder entre 8 y 12 libras, ver un cambio significativo en su piel y en el brillo de sus ojos. Pero lo más importante es que se sentirá increíblemente bien.

ENTIENDA LOS ALIMENTOS Y LA NUTRICIÓN

Los alimentos y la nutrición pueden ser desalentadores y confusos, especialmente cuando hay tantas dietas que dicen muchas cosas diferentes. La buena noticia es que sin importar cómo la interprete, existe información absolutamente verídica para determinar cuáles alimentos son buenos y cuáles son malos. Y para poder hacerlo, usted necesita entender las bases de los seis elementos principales: Carbohidratos, azúcares, grasas, proteínas, fibra y lácteos.

LA VERDAD SOBRE LOS CARBOHIDRATOS

Los carbohidratos (que significan carbono más agua) son el combustible más eficiente para su cuerpo. Le proporcionan una energía saludable y constante. Adicionalmente, son un nutriente esencial en compañía de las grasas y las proteínas. Las dos clases principales de carbohidratos son: Azúcares simples (carbohidratos simples), que se encuentran en los azúcares como la fructosa, la glucosa y la lactosa, al igual que en las frutas enteras; y los almidones (carbohidratos complejos), que se encuentran en los vegetales, los granos, el arroz, los panes y los cereales.

Lo que hace a los carbohidratos diferentes de otros nutrientes esenciales (grasas y proteína) es que el organismo los convierte fácilmente en energía. Adicionalmente, la glucosa, que es el más simple de los carbohidratos, es un combustible esencial para el cerebro y los músculos. Cuando la glucosa pasa del intestino al torrente sanguíneo, aumentan los niveles de azúcar en la sangre, y su páncreas comienza a secretar insulina para que el azúcar salga de la sangre y llegue al cerebro y a los músculos. El problema se presenta cuando hay un exceso de glucosa que satura al metabolismo. En otras palabras, si usted consume con frecuencia grandes cantidades de alimentos que contienen azúcares y almidones refinados —los carbohidratos malos— el páncreas producirá demasiada insulina, sus niveles de azúcar en la sangre bajarán demasiado, y usted sentirá hambre. Adicionalmente, las células de los músculos dejan de consumir glucosa y gran parte del azúcar se almacenará como grasa, lo que producirá un aumento de peso.

EL ÍNDICE DE GLICEMIA (IG)

Este índice es un sistema para medir carbohidratos según su efecto inmediato en nuestros niveles de glucosa en la sangre (azúcar en la sangre). Los carbohidratos que se convierten en glucosa con mucha rapidez tienen un valor alto de IG. Estos son los carbohidratos que causan las oscilaciones de azúcar en nuestra sangre, produciendo frecuentes cambios de humor, oscilaciones de energía, y las consecuencias propias de esto. Los expertos en nutrición opinan que los altos niveles de insulina y de azúcar en la sangre causados por el consumo excesivo de carbohidratos con un IG alto, son uno de los principales causantes de aumento en enfermedades del corazón, hipertensión, diabetes y resistencia a la insulina. Aunque no han tenido gran divulgación, diversos estudios médicos ha demostrado que el azúcar y las harinas blancas son los principales causantes de altos niveles de colesterol, incluso más que los alimentos con colesterol alto.

Como regla general, mientras más natural y menos refinado sea el carbohidrato, más saludable será. Y mientras más bajo el valor de índice glicémico (IG), mejor será el carbohidrato para sus niveles de glucosa en la sangre. Los carbohidratos de los cereales integrales con un nivel bajó o intermedio de IG, son los más saludables.

▶ Un índice glicémico bajo es de 55 puntos o menos

▶ Un índice glicémico intermedio es 55 a 70 puntos

▶ Un índice glicémico alto es de 70 o más puntos

NIVELES DE ÍNDICE GLICÉMICO PARA CATEGORÍAS DE ALIMENTOS LATINOS CLAVES

FRIJOLES	IG
garbanzos	36
lentejas	29
frijoles negros	28
frijoles colorados	29
frijoles pinto	27

FRUTAS	IG
mango	56
papaya	57
piña	66
chirimoya	53
granadilla	55
guayaba	57
açaí	22
limón	23

naranja	43
melón	53
bananos pequeños	58

VEGETALES Y CHILES	**IG**
tomate	30
tomatillo	**30**
plátano	60
cebolla blanca	41
aguacate	**12**
jícama	16
nopal	16
calabaza	19
alcachofa	15
rábano	10
espinaca	15
pimiento rojo	15
jalapeño	**10**
chipotle	**10**

CEREALES, TUBÉRCULOS	**IG**
quinua	67
amaranto	68
arroz integral	55
arroz salvaje	53
maíz	60
yuca	60
malanga/ yautía	53
camote/boniato	50

Nota: *Los frutos secos, los aceites, los frutos de mar, las aves, los huevos, la carne, las hierbas y las especias, tienen un índice glicémico muy bajo, no afectan directamente el azúcar en la sangre, y por lo tanto, no aparecen en las tablas anteriores.*

El índice glicémico debe ser el mismo sin importar el tamaño de las porciones. Si usted come una gran cantidad de cualquier alimento, le afectará los niveles de azúcar en la sangre y producirá aumento de peso. Básicamente, el índice glicémico mide con qué rapidez y cuánta azúcar entra al torrente sanguíneo después de consumir ciertos alimentos. El problema con los alimentos que tienen alto contenido glicémico es que todo el azúcar de la sangre se almacena en células grasas si no es procesada eficientemente por el hígado, y que estos alimentos no estarán disponibles para suministrarle energía al cuerpo, a menos que usted sea muy activa en términos físicos y queme los alimentos inmediatamente. Estos se almacenan de inmediato como grasa en vez de brindarle una fuente continua de energía.

Si quiere estar saludable y delgada, y utilizar las calorías que ingiere para su beneficio, es mejor que consuma alimentos con alto contenido de fibra, además de algunas proteínas y grasas saludables, ya que esto reduce la cantidad de azúcar que entra a la sangre, haciéndola más disponible para ser utilizada por su organismo como energía, en vez de almacenarla como grasa.

Los siete alimentos latinos y otros alimentos básicos latinos tienen un índice glicémico bajo, de manera que usted se encuentra en el camino correcto si come como lo propone mi Super Dieta Latina.

LOS ALIMENTOS CON CARBOHIDRATOS BUENOS

Los carbohidratos complejos son los buenos; entre ellos están las frutas con alto contenido de fibra y bajo en azúcar, los vegetales, las legumbres, la avena entera, todos los cereales integrales y los frijoles (un alimento básico latino). El boniato o camote, el arroz integral, la toronja, la leche sin grasa (orgánica, y con moderación por favor), las pastas integrales (también con moderación), las manzanas, y otros carbohidratos buenos, causan un aumento gradual de los niveles de azúcar en la sangre, lo cual es óptimo para la energía constante, la claridad y la concentración mental, y un temperamento equilibrado. El consumo de carbohidratos buenos también contribuye a controlar su deseo de consumir carbohidratos malos, evitando así trastornos químicos del cerebro que pueden causar la depresión.

Nota: Siempre recomiendo comprar productos orgánicos porque no tienen sustancias perjudiciales para la salud.

LOS ALIMENTOS CON CARBOHIDRATOS MALOS

El consumo excesivo de carbohidratos refinados (los alimentos y bebidas con azúcar refinada, como las golosinas y las sodas, y los cereales refinados como el arroz y la harina blanca que se encuentran en muchas pastas y panes) es uno de los causantes del dramático aumento de la obesidad en los Estados Unidos. Los carbohidratos malos —las comidas rápidas y los alimentos refinados, procesados, congelados, enlatados, fritos y con alto contenido de azúcar— contribuyen al exceso de calorías sin beneficios nutricionales. Los carbohidratos malos están presentes en los alimentos refinados a base de harinas blancas y con un alto contenido de azúcar, que se digieren rápidamente y provocan un fuerte aumento del azúcar en la sangre. Este incremento genera una mayor producción de insulina, y el organismo almacena azúcar adicional como grasa. Otros ejemplos de carbohidratos malos son el pan blanco, los bagels, los paquetes de papas y doritos, las papas a la francesa y los cereales con azúcar refinada, incluyendo aquellos que parecen saludables: Lea la lista de ingredientes; sin duda encontrará que tienen un alto contenido de azúcar. (Una nota sobre los cereales: Si no se encuentran en la tienda de alimentos saludables, probablemente sean perjudiciales. En la medida de lo posible, consulte nuestras recetas de comidas de alimentos integrales para alternativas de desayuno.) Usted también debe saber que los carbohidratos buenos como la avena y el trigo integral se transforman a menudo en carbohidratos malos cuando son procesados. La harina de avena tradicional es mucho mejor que las otras de cocción rápida, y que los cereales de avena o de trigo triturado.

Nota: Por favor lea la lista de ingredientes de los alimentos empacados. Si ve sustancias que son difíciles de pronunciar y le suenan a químicos, debe evitar ese producto. También se debe evitar cualquier ingrediente que termine en "osa" (azúcares como maltosa, lactosa, sacarosa, dextrosa, fructosa y sirope de maíz alto en fructosa). Los edulcorantes artificiales no son mejores; evítelos siempre que pueda. Entre éstos se encuentran el maltitol, los alcoholes con azúcar, el xilitol y la sacarina, para nombrar unos cuantos.

EL CONTENIDO DE AZÚCAR

Técnicamente, todos los carbohidratos son azúcares, aunque hay una gran diferencia entre la sacarosa natural que hay en las plantas, y la sacarosa que hay en el azúcar granulado o en el sirope de maíz alto en fructosa que se usan con frecuencia para endulzar alimentos procesados. Para que su cuerpo utilice los carbohidratos que hay en el azúcar de mesa, en una papa al horno o en una habichuela, primero debe convertir estos carbohidratos en glucosa, lo que su cuerpo utiliza como energía. Si la ingestión de demasiados carbohidratos produce demasiada glucosa en su torrente sanguíneo, su metabolismo no podrá procesarlo y el azúcar se almacenará como grasa.

Un americano promedio consume una inmensa cantidad de azúcar: entre dos y tres libras cada semana. Hay muchos problemas relacionados con el exceso de azúcar en la sangre. La diabetes, una condición en la que al cuerpo se le hace cada vez más difícil controlar los niveles de azúcar en la sangre, es uno de los problemas más serios. Incluso si usted no sufre de diabetes, los altos niveles de azúcar en la sangre aumentan el riesgo de infarto y de cáncer en el páncreas. Existen muchas otras razones de salud por las que usted no debe consumir demasiado azúcar, que van desde los problemas dentales (la caries, por ejemplo, hasta el envejecimiento prematuro).

Los azúcares refinados son los que usted debe evitar. Los muy refinados vienen en forma de sacarosa (azúcar de mesa), dextrosa (azúcar de maíz) y sirope de maíz alto en fructosa. Vienen procesados en muchos alimentos como el pan, los cereales para el desayuno, la mayonesa, la mantequilla de maní, la salsa de tomate, las salsas para espaguetis y muchas comidas preparadas. Muchas personas defienden el azúcar morena como una opción más saludable. Este azúcar sin refinar —producto de la primera cristalización de la caña de azúcar— está libre de las tintas adicionales y los químicos que se encuentran en el azúcar refinado de mesa. Cualquier tipo de azúcar contiene 16 calorías por cucharadita (4 calorías por gramo, ó 120 por onza), pero estas calorías, incluso las del azúcar morena sin refinar, son "vacías": no tienen valor nutricional. Procure evitar las golosinas, alimentos, cereales y jugos en los que el azúcar aparece en los primeros ingredientes de la lista, cualquier azúcar refinada (azúcar blanca, dextrosa, y sirope de maíz alto en fructosa), y más bien consuma azúcares de fuentes naturales, es decir, de las frutas y los vegetales. Evite también las salsas preparadas (como el ketchup y las vinagretas preparadas), así como las frutas enlatadas en jarabe o azúcar.

Recomiendo un máximo de 15 gramos (1 cucharada) de azúcar al día. Si una sola porción contiene casi una cucharada de azúcar, se debe considerar como un postre. De nuevo, aprenda cuáles son los ingredientes que contienen lo que usted consume, para que pueda evitar los azúcares "ocultos". Si consume alimentos naturales, a diferencia de las versiones procesadas, irá por buen camino.

TODO LO QUE NECESITA SABER ACERCA DE LAS GRASAS

Su consumo recomendado de grasas diarias dependerá de muchos factores y usted tendrá qué determinar lo que le sirve, basada en sus niveles de actividad física, su edad, su peso actual, su tipo de metabolismo y de cuerpo.

Mi intención en este libro es animarla emocional y mentalmente para alimentarse como lo hacíamos en nuestros países antes de que existieran las comidas rápidas y las dietas, lo que significa no preocuparse tanto con las cifras y consumir comidas naturales y balanceadas, tomarse el tiempo para disfrutar cada comida y no comer en exceso. Pero siempre es una buena idea que conozca la información específica. Por favor, mire la tabla que aparece abajo para ver cuánta grasa debe consumir por día y para que así pueda controlarse mentalmente.

A fin de ayudarle a determinar su consumo de grasa ideal, le daré una fórmula simple para que calcule cuánta grasa debe consumir diariamente, pero recuerde que esto se aplica para todos los factores promedio que aparecen en este libro. Créale a su cuerpo. Si consume estas comidas balanceadas, con el tiempo aprenderá a escuchar las necesidades de su cuerpo y a regularlas de acuerdo con éstas.

Consumo diario de calorías	Consumo recomendado de grasas por calorías al día	Gramos de grasas
2.500	375—500	42—56
2.000	300—400	33—44
1.800	270—360	30—40

Básicamente, su consumo de grasa será aproximadamente de $\frac{1}{7}$ a $\frac{1}{5}$ de su alimento diario y de su consumo de calorías. Como puede ver, hay un gran nivel de consumo de calorías diarias y esto dependerá de su constitución física. No tema consumir grasas saludables como las que aparecen en mis tablas. Las grasas saludables pueden en realidad acelerar su metabolismo y ayudarle a su cuerpo a quemar más grasas.

Una nota adicional: Después del primer paso no necesita comer menos de 1,800 calorías por día para perder peso. Esto sólo disminuirá su metabolismo a largo plazo y lo más probable es que termine comiendo en exceso. El consumo de calorías estándar para una mujer es de 2.000 por día, o de 2.500 si es bastante activa físicamente, y hace ejercicio a diario. La Super Dieta Latina es un estilo de vida, no un régimen estricto.

GRASAS BUENAS VS. GRASAS MALAS

La Super Dieta Latina no consiste en excluir las grasas, sino en comer alimentos saludables. El único tipo de grasas que recomiendo es la buena, saludable y natural procedente de plantas, como los aceites vegetales y los frutos secos, y una pequeña cantidad de grasa de carnes magras. Tenga en cuenta los riesgos de salud que se corren al consumir alimentos procesados y con alto contenido de grasas: Cáncer, diabetes, colesterol alto, y enfermedades del corazón, entre otras. Las grasas saludables consumidas con moderación, realmente le ayudarán en el buen funcionamiento del cerebro, el sistema nervioso e inmunológico, y la mantendrán con energía.

De otra parte, se ha comprobado que las grasas malas (es decir, las grasas trans y saturadas) aumentan el riesgo de contraer ciertas enfermedades, mientras que las grasas buenas, (monoinsaturadas y poliinsaturadas), disminuyen ese riesgo. Otra vez, la clave es sustituir las grasas malas por las buenas.

Existen razones médicas que explican por qué necesitamos algunas grasas en nuestra dieta. Si no las consumimos, no podemos absorber las vitaminas A, D, E y K, las cuales son solubles en grasas. Ciertos tipos de grasas como los ácidos grasos esenciales, son cruciales para una buena salud. Estos ácidos (AGE) son grasas necesarias que los seres humanos no podemos sintetizar y sólo podemos obtener por medio de una dieta. Los AGE le ayudan al sistema nervioso, cardiovascular, inmunológico y reproductivo. Necesitamos los AGE para elaborar y reparar las membranas celulares, hacer que las células obtengan una nutrición adecuada, y para eliminar las toxinas perjudiciales. Las grasas buenas también aumentan su colesterol bueno (HDL). Una de las funciones de las lipoproteínas de alta densidad (HDL) es llevar su colesterol malo LDL (lipoproteínas de baja densidad) al hígado, donde es procesado y eliminado. En otras palabras, las grasas buenas arreglan algunos daños causados por las grasas malas.

Una función primaria de los AGE es la producción de prostaglandinas que regulan las funciones del organismo, como el ritmo del corazón, la presión sanguínea, la coagulación de la sangre, la fertilidad y la concepción. También son muy importantes para nuestro sistema inmunológico porque reducen las inflamaciones y estimulan al organismo a combatir las infecciones. La ingesta adecuada de AGEs es muy importante para el crecimiento del feto y del bebé en mujeres embarazadas y en dietas del embarazo.

Sin embargo, el problema es que la dieta americana promedio contiene demasiada grasa total, especialmente grasas trans y saturadas, lo cual está asociado con una mayor incidencia de enfermedades del corazón y derrames cerebrales. Todas las grasas contienen 9 calorías por gramo, más del doble de las que contienen los carbohidratos (y las proteínas).

Grasas buenas: Se encuentran en el salmón, la macarela, las sardinas, las anchoas, el pez espada, y otros frutos de mar; en el aceite de canola (virgen o extra-virgen), las aceitunas, los aguacates, las nueces, las semillas de calabaza, las nueces de Brasil, las almendras, el maní, el aceite de ajonjolí, los pistachos, las castañas, las avellanas y las nueces de macadamia. Se producen naturalmente y no han sido alteradas por procesos como el calor, el refinamiento, o la hidrogenación parcial. Las grasas animales tienen mala reputación, pero muchos expertos creen que el problema no es la grasa animal, sino la combinación de alimentos de origen animal, grasas y vegetales bajos en fibra.

Grasas malas: El peor tipo son las grasas trans, elaboradas por el hombre, y se encuentran en los aceites hidrogenados o parcialmente hidrogenados (estos aceites se procesan con calor, el cual le quita todos los nutrientes saludables), en los aceites vegetales refinados como la margarina, y en las cremas sin lácteos. También se encuentran en los pasteles, los glaseados, las galletas, las donas y las papas fritas. Las grasas trans tienen un impacto negativo no sólo en su cintura, sino también en su sistema nervioso y sus vasos sanguíneos. Las grasas malas también incluyen las grasas saturadas, como el tocino, la mantequilla (grasa reducida y batida), la crema, la mezcla de crema y leche, el queso crema, los helados, la manteca, la sal de cerdo, el aceite de palma de almendra y de palma. Aunque el coco contiene grasas saturadas, éstas no son nocivas si se encuentran en estado natural. De hecho, el coco tiene muchas propiedades medicinales que estimulan el sistema inmunológico. El agua de coco es la mejor bebida natural para los deportistas, porque se asemeja al plasma de nuestra sangre en su contenido mineral. De hecho, recomiendo agua de buena calidad —o agua de coco— en lugar de cualquier jugo o bebida deportiva. En general, es necesario limitar su consumo de grasas saturadas a menos del 7 por ciento de sus calorías diarias. Debe evitar completamente cualquier producto que contenga grasas trans.

Nota: Debido a la industrialización agrícola, a los esteroides y antibióticos, se debe evitar el consumo de grasas no orgánicas y de animales que no sean criados en granjas.

De acuerdo con la Organización Mundial de la Salud (OMS), debemos restringir nuestro consumo diario de grasa al 30 por ciento de nuestras calorías. La Asociación Americana del Corazón sugiere del 20 al 30 por ciento, mientras que algunos expertos creen que sólo necesitamos el 10 por ciento de nuestras calorías provenientes de las grasas. Sin embargo, la cantidad no es la única preocupación: El tipo de grasa también es importante. Ciertos tipos de grasas (por ejemplo las omega 3) que se encuentra en alimentos enteros como los cereales integrales, las semillas y el aceite de pescado, se consideran actualmente como esenciales para una dieta saludable.

Usted necesita consumir cantidades moderadas de grasa, restringir las saturadas y eliminar definitivamente todas las grasas trans de su dieta para perder peso y tener una salud óptima. Las etiquetas de los alimentos incluyen el contenido de grasas trans. Evite los productos con las palabras "aceite hidrogenado" o "aceite parcialmente hidrogenado" en la lista de ingredientes.

Nota: Una forma balanceada de nutrir su cuerpo y aumentar su metabolismo es combinar carbohidratos saludables con un poco de grasas y proteínas. De esta manera, usted reduce el impacto glicémico en su cuerpo y contribuye a un suministro constante de energía.

LAS PROTEÍNAS

El consumo adecuado de proteínas es crucial para una buena salud, pues juega un papel fundamental prácticamente en todos los procesos biológicos del organismo. Todas las enzimas son proteínas y son vitales para el metabolismo; ayudan en la contracción de los músculos, protegen el sistema inmunológico, facilitan la transmisión de los impulsos nerviosos y le brindan apoyo estructural a la piel y los huesos. Las proteínas son parte importante de toda dieta y se encuentran en muchos alimentos. Algunas de las proteínas que usted consume contienen todos los aminoácidos que se necesitan para formar nuevas proteínas. Se les llama proteínas completas (generalmente, las fuentes de proteína animales son completas). A otras fuentes de proteína les pueden faltar uno o más aminoácidos que el cuerpo no puede producir naturalmente, ni luego de modificar a otro aminoácido. Éstas se llaman proteínas incompletas y se encuentran usualmente en frutas, vegetales, cereales y frutos secos.

Le sugiero consumir varias fuentes de proteína en vez de limitarse por ejemplo todo el tiempo al pollo. En nuestra cultura nos encanta el sabor y la variedad. Sin embargo, la cantidad de proteínas diarias recomendadas no es tan alta como podríamos pensar. La mayoría de las mujeres requiere de sólo 47 gramos de proteína diarios y los hombres 54 gramos. En general, las personas consumen más proteínas de las necesarias. Le sugiero que programe su consumo de proteínas durante el día, combinándolas con grasas y carbohidratos saludables en una comida o refrigerio balanceado. Este es el estilo latino tradicional, que también aparece en las recetas creadas por nuestros fabulosos chefs.

Las proteínas sin grasas son las mejores. Se pueden encontrar en el pescado, el pollo y el pavo sin piel, el lomo de cerdo, y en ciertos cortes de carne como el solomo. Los productos lácteos bajos en grasa como la leche, el yogurt, el queso *ricotta* y otros, contienen proteínas y calcio. En cuanto a las vegetarianas estrictas, si usted no come carne, pescado, aves, huevos o productos lácteos, lo cierto es que todos los días necesita consumir alimentos variados que contengan proteínas; por ejemplo, tofu, garbanzos, lentejas, leche de soya, maní y pan. Los huevos, la leche de vaca y los quesos duros tienen una buena cantidad de proteína por porción individual (entre 6 y 9 gramos) y son una excelente alternativa para vegetarianos que consuman productos lácteos.

Otras buenas fuentes de proteína

Peces silvestres (no agrícolas): Proporcionan ácidos grasos omega 3 saludables para el corazón, y menos grasas que la carne en términos generales.

Aves orgánicas (de granja): Ofrecen un alto contenido de proteínas y menos grasas que la carne. Puede eliminar las grasas saturadas quitándole la piel.

Frijoles: Contienen más proteínas que cualquier otro vegetal (y contienen fibra, que la hará sentirse satisfecha durante varias horas).

Nueces: Una onza de almendras contiene 6 gramos de proteína, casi lo mismo que una onza de costilla asada.

Granos enteros: Una tajada de pan de trigo integral le proporciona 3 gramos de proteína, además de fibra valiosa.

Nota: Para crear una proteína completa a partir de alimentos vegetarianos, necesitará mezclar cereales con proteína; por ejemplo, pan integral germinado con mantequilla de almendras.

LA FIBRA

La fibra dietética reduce el aumento de azúcar en la sangre, le da energía y la mantiene satisfecha por más tiempo, ya que la digestión es más lenta, lo cual genera una disminución total del consumo de calorías. Está asociada con menor riesgo cardiovascular y reduce la progresión de esta enfermedad en individuos con alto riesgo, especialmente cuando siguen una dieta baja en grasas saturadas, grasas trans y colesterol. La fibra también ayuda a eliminar los desechos de sus intestinos y a regular las funciones intestinales. Gracias a la fibra, las impurezas son expulsadas de su sistema digestivo, ayudándole a perder peso y a desintoxicarse al mismo tiempo. Un alimento tiene alto contenido de fibra si contiene un mínimo de 5 gramos por porción. El Instituto de Medicina recomienda consumir 14 gramos de fibra por cada 1.000 calorías que usted necesite, lo que equivale aproximadamente a 28 gramos diarios.

Algunos alimentos ricos en fibra

Granos

panes de cereales integrales

algunos cereales de salvado

hojuelas de avena

pastas de trigo integral

cereales integrales como:

quinua

cebada

maíz

arroz integral

Frutas

Frutas secas como:

albaricoque

dátiles

ciruelas

pasas (asegúrese que
no tengan dióxido de sulfuro)

aguacates

naranjas

bayas como:

moras

arándanos

frambuesas

fresas

manzanas (con la piel)

kiwis

Vegetales

brócoli

espinaca

acelga

arvejas

otros vegetales de hojas verdes

Frijoles

arvejas secas

frijoles como:

garbanzos

frijoles colorados

frijoles blancos

frijoles ojinegros

lentejas

Frutos secos y semillas

almendras

semillas de linaza enteras

frutos secos de soya

Nota: *estos alimentos contienen más de 5 gramos por porción. Se recomiendan siempre los productos orgánicos.*

Asegúrese de leer las etiquetas con cuidado: Muchos productos a base de avena o trigo (bollos, papas fritas, waffles) contienen muy poco salvado. También es importante anotar que la fibra en sí no hace mucho por su dieta. De hecho, si no se consume acompañada con suficiente agua, causará estreñimiento, pues absorbe el agua que está en su organismo. Para asegurarse de obtener todos los beneficios de la fibra, tome al menos unos 2 litros de agua al día, que equivalen a los ocho vasos de agua recomendados.

LOS LÁCTEOS

Todas las mujeres deben consumir calcio, debido al papel que juega en el desarrollo de los huesos. Las cantidades adecuadas de este mineral le ayudarán a alcanzar niveles óptimos de densidad en los huesos, previniendo la osteoporosis en la madurez y la fractura de huesos. Adicionalmente, se ha descubierto que el calcio puede prevenir el síndrome premenstrual. La cantidad diaria de calcio que deben consumir las mujeres oscila entre 1.000 y 1.500 mg, dependiendo de la edad y del estado hormonal.

Los productos lácteos son una buena fuente de calcio, pero también están llenos de grasas (inapropiados para mujeres que no toleran la lactosa, para las vegetarianas, alérgicas, con restricciones religiosas o de otro tipo). Si usted consume productos lácteos, asegúrese que sean orgánicos y bajos en grasa. En cualquier caso, es importante consumir calcio de varias fuentes. Contrario a la creencia popular, los lácteos no son una fuente ideal de calcio, pues aunque pueden contener altos niveles de minerales, el organismo no absorbe bien el calcio. Esto se evidencia claramente en la epidemia de osteoporosis que se registra en los Estados Unidos, a pesar del consumo excesivo de lácteos. De hecho, en todo el mundo hay muchas culturas que no consumen lácteos, y tienen dientes y huesos sanos y fuertes.

Para que el calcio sea absorbido de manera óptima por su cuerpo, se debe consumir un suplemento de calcio y vitamina C, un complejo mineral, y ácidos grasos esenciales. Además de los alimentos lácteos, algunas fuentes excelentes de calcio (que contenga aproximadamente 100 mg de calcio en una porción estándar), son:

- ▶ vegetales como brócoli, remolacha, hojas de mostaza, col y espinaca.

- ▶ frutas como higos secos y naranjas.

- ▶ frijoles y arvejas.

- ▶ tofu, maní, arvejas, frijoles negros y horneados.

- ▶ pescado como el salmón y las sardinas.

- ▶ frutos secos y semillas como las de ajonjolí y las almendras.

El calcio también se encuentra en las melazas, las tortillas de maíz y el azúcar integral.

ACABEMOS CON LOS MITOS

Es probable que usted haya estigmatizado ciertos alimentos debido a la información tan confusa que nos ofrecen los medios. A continuación presento algunas aclaraciones sobre creencias erróneas que se tienen sobre la nutrición.

Mito: Los jugos de frutas tienen alto contenido de carbohidratos y bajo contenido en fibra

Los jugos tienen cualidades rescatables para su salud y hay ocasiones en las que son muy benéficos. Por ejemplo, le ayuda a reemplazar líquidos, el azúcar en la sangre y le proporciona nutrientes después de hacer ejercicio. También son prácticos cuando no podemos comer;

por ejemplo, mientras conducimos o viajamos pero necesitamos nutrientes. Asegúrese de beber jugos puros, sin edulcorantes ni azúcar agregada. Sin embargo, tenga cuidado, porque las calorías suman rápidamente.

Mito: La cetosis es buena para usted

Esto es definitivamente erróneo. La cetosis es un signo de que la sangre se está volviendo demasiado ácida. Para contrarrestar esto, el organismo toma calcio de los huesos, lo cual aumenta el riesgo de osteoporosis. De hecho, el Estudio de Salud de Enfermeras (Nurses' Health Study) mostró que las mujeres que seguían dietas con un alto contenido de proteínas, tenían un gran riesgo de fracturarse los huesos. La cetosis también puede afectar los riñones, causar problemas de respiración, y arritmias que pueden producir muerte súbita.

Mito: Los huevos son malos para la salud

Un estudio realizado can 38 mil hombres y 80 mil mujeres, y publicado en 1999, mostró que un huevo al día no tenía ningún impacto de riesgo de infarto o de derrame cerebral en personas saludables. Consumir huevos con moderación (tres o cuatro por semana), fue saludable para la mayoría de las personas. Los profesionales de la salud les recomiendan a las personas que tienen el colesterol alto vigilar cuidadosamente su consumo de grasas saturadas y bajar su sobrepeso.

Mito: Tomar vitaminas reemplaza la necesidad de comer alimentos saludables

Los llamados alimentos enteros como los vegetales y los cereales integrales, contienen fibra y otros nutrientes importantes que no se pueden administrar adecuadamente en forma de pastillas. De hecho, los científicos todavía están buscando nuevos "indicios" en alimentos enteros que algún día podrían ser etiquetados como esenciales para la salud, pero que no se encuentran en ninguna pastilla. Muchos expertos también le dirán que tomar vitaminas no sirve para compensar una dieta poco saludable.

ALIMENTOS BENÉFICOS PARA SU ORGANISMO

Veamos los alimentos recomendados por los médicos, que le ayudarán a protegerla de enfermedades peligrosas y a mejorar su sistema inmunológico.

Alimentos que combaten la artritis: El salmón, los bananos, los pimientos dulces, los camarones, los productos de soya, el boniato o camote, el queso, las lentejas y el té verde.

Alimentos que pueden prevenir el infarto: Los alimentos ricos en potasio como la leche sin grasa o al 1 por ciento, el yogurt bajo en grasa, el cóctel de jugos vegetales, los frijoles blancos y colorados, y las lentejas.

Alimentos que combaten o previenen enfermedades del corazón: Avena, soya, legumbres, ajo, manzanas, naranjas, toronjas y casi todas las frutas; las nueces, los vegetales de hojas verdes, las zanahorias, el boniato y el melón.

Alimentos que combaten el cáncer: Los alimentos ricos en folato, vitamina D, el té, los vegetales de la familia de la mostaza, la cúrcuma y el jengibre.

Alimentos que combaten el envejecimiento: Los expertos creen que los antioxidantes que se encuentran en las hortalizas, legumbres, y en los cereales integrales, son responsables en gran medida de retrasar la marcha del tiempo.

ENTIENDA CÓMO FUNCIONA SU ORGANISMO

Todos sabemos cuándo debemos perder peso, ¿verdad? A veces decidimos que necesitamos perder peso con base en varios indicadores, uno de los cuales es el índice de masa corporal (IMC), que calcula las grasas del cuerpo según la estatura y el peso. El IMC es un indicativo que le puede decir si su peso es bajo, normal, si tiene sobrepeso, o si está obesa. Las mujeres mayores de veinte años pueden calcular su IMC mediante esta fórmula: IMC = (peso en libras / (estatura en pulgadas) × (estatura en pulgadas) × 703, o puede utilizar una de las muchas calculadoras que hay en Internet, como la www.nhlbisupport.com/bmi. Un IMC de 25 o mayor, indica que usted tiene sobrepeso y está por debajo del nivel saludable (de 18.5 a 24.9), y puede reflejar un problema potencial de salud.

Es importante anotar que el IMC es exacto en la mayoría de los casos, aunque no funciona para todas las personas, pues no tiene en cuenta las diferentes contexturas corporales, y puede subestimar o sobreestimar la grasa del cuerpo. Por ejemplo, el IMC no distingue entre la grasa corporal y la masa muscular, que es más pesada que la grasa. Por esta razón, muchos deportistas profesionales —como los futbolistas— estarán clasificados erróneamente como obesos debido a su alto IMC, cuando en realidad tienen un bajo porcentaje de grasa corporal.

IMC	19	20	21	22	23	24	25	26	27	28	29	30	35	40
Estatura						Peso (libras)								
4'10"	91	96	100	105	110	115	119	124	129	134	138	143	167	191
4'11"	94	99	104	109	114	119	124	128	133	138	143	148	173	198
5'0"	97	102	107	112	118	123	128	133	138	143	148	153	179	204
5'1"	100	106	111	116	122	127	132	137	143	148	153	158	185	211
5'2"	104	109	115	120	126	131	136	142	147	153	158	164	191	218
5'3"	107	113	118	124	130	135	141	146	152	158	163	169	197	225
5'4"	110	116	122	128	134	140	145	151	157	163	169	174	204	232
5'5"	114	120	126	132	138	144	150	156	162	168	174	180	210	240
5'6"	118	124	130	136	142	148	155	161	167	173	179	186	216	247
5'7"	121	127	134	140	146	153	159	166	172	178	185	191	223	255
5'8"	125	131	138	144	151	158	164	171	177	184	190	197	230	262
5'9"	128	135	142	149	155	162	169	176	182	189	196	203	236	270
5'10"	132	139	146	153	160	167	174	181	188	195	202	207	243	278
5'11"	136	143	150	157	165	172	179	186	193	200	208	215	250	286
6'0"	140	147	154	162	169	177	184	191	199	206	213	221	258	294
6'1"	144	151	159	166	174	182	189	197	204	212	219	227	265	302
6'2"	148	155	163	171	179	186	194	202	210	218	225	233	272	311
6'3"	152	160	168	176	184	192	200	208	216	224	232	240	279	319
6'4"	156	164	172	180	189	197	205	213	221	230	238	246	287	328

Clasificación IMC

18.5 o menos	Bajo peso
18.5 a 24.99	Peso normal
25 a 29.99	Sobrepeso
30 a 34.99	Obesidad (Clase 1)
35 a 39.99	Obesidad (Clase 2)
40 o más	Obesidad mórbida

Hablando de peso, quiero incluir otro punto de referencia. La próxima tabla, que se aplica sólo a mujeres (pues la de los hombres es diferente), le dará unas cifras aproximadas para consultarlas en relación con su estatura, peso, y constitución.

	PESO EN LIBRAS, CON BASE EN EDADES DE 25 A 59 AÑOS, CON LA TASA MÁS BAJA DE MORTALIDAD		
Estatura	Contextura Pequeña	Contextura Mediana	Contextura Grande
4'10"	102–111	109–121	118–131
4'11"	103–113	111–123	120–134
5'0"	104–115	113–126	122–137
5'1"	106–118	115–129	125–140
5'2"	108–121	118–132	128–143
5'3"	111–124	121–135	131–147
5'4"	114–127	124–138	134–151
5'5"	117–130	127–141	137–155
5'6"	120–133	130–144	140–159
5'7"	123–136	133–147	143–163
5'8"	126–139	136–150	146–167
5'9"	129–142	139–153	149–170
5'10"	132–145	142–156	152–173
5'11"	135–148	145–159	155–176
6'0"	138–151	148–162	158–179

Fuente: www.healthchecksytems.com/heightweigthchart.htm

Nota: Estos cálculos incluyen la ropa para estar en casa y zapatos con tacón de 1 pulgada, que pesan tres libras aproximadamente.

LAS CALORÍAS

Lo ideal es que usted haga ejercicios aeróbicos un mínimo de tres veces por semana, en sesiones de 30 minutos cada una (esto la incluirá en la categoría "moderadamente activa"; pues la "activa" sólo se aplica para quienes hacen ejercicio de cinco a siete veces por semana). Hay una fórmula simple para determinar sus necesidades calóricas diarias:

Para mujeres sedentarias: peso × 14 = calorías estimadas/día.

Para mujeres moderadamente activas: peso × 17 = calorías estimadas/día

Para mujeres activas: peso × 20 = calorías estimadas/día.

MÚSCULOS VERSUS GRASAS

Datos sobre las grasas:

► Las grasas sólo se reducen cuando usted quema más calorías de las que consume en un día. Si no lo hace, aumentará de peso.

► La grasa no se transforma en músculo, y éste no se convertirse en grasa, pues tienen estructuras y funciones totalmente diferentes y no reaccionan igual.

► La grasa no aumentará si usted suspende el ejercicio y comienza a comer menos.

► La grasa puede aumentar si usted comienza a ejercitarse y aumenta las porciones que consume.

► Usted no puede elegir en qué lugares de su cuerpo va a perder o a ganar peso.

Debido a que los músculos usan más calorías que las grasas —aún cuando usted está en reposo—, es recomendable formar músculos más fuertes, lo cual sucede con el ejercicio, bien sea que levante o no pesas. Esto se debe a que el ejercicio contribuye a un metabolismo más eficiente y rápido; su cuerpo quemará energía de manera más eficaz si está en forma.

OTRA MEDIDA: PROPORCIÓN CADERA-CINTURA (PCC)

La Proporción Cadera-Cintura mide la circunferencia de la cintura en relación con la de la cadera, y la proporción de grasas distribuidas alrededor del torso.

Aumentar de peso en la cintura (también se le llama el cuerpo tipo manzana) significa que usted tiene un riesgo mucho mayor de enfermedad cardiovascular que quienes aumentan de peso alrededor de las caderas (cuerpo tipo pera). En materia de enfermedades cardiovasculares, lo importante no es el sobrepeso que usted tenga, sino cómo está distribuida su grasa. Los depósitos de grasa en la cintura y en los órganos internos son particularmente dañinos. De hecho, la grasa interna del estómago tiene un efecto significativo sobre el metabolismo, pues tiene una composición diferente a la grasa de la cadera, del muslo o de las extremidades inferiores. Las grasas producen grandes cantidades de ácidos grasos, que se transforman en otras grasas en el hígado. El aumento de grasas en la cintura también aumenta el riesgo de enfermedades secundarias.

Usted puede calcular su PCC utilizando una cinta que no sea elástica. Mida su cintura en su parte más angosta a lo largo y ancho (usualmente justo encima del ombligo) apretándola sin ejercer presión sobre la piel. Luego mida su cadera a la altura de la pelvis. Divida la medida de la cintura por la medida de la cadera. Un promedio de 0.7 para la mujer promedio es ideal, pues significa que su cintura es más pequeña que sus caderas, y usted no está aumentando el peso perjudicial (y más riesgoso) alrededor de su vientre (que puede conducir a enfermedades del corazón y de otro tipo). Una medida superior a 0.7 puede ser reflejo de una cintura más voluminosa, y cualquier medida que esté por debajo de 0.7 señala una cintura más angosta que la cadera: Este debe ser su objetivo. Las mujeres con PCC alrededor de 0.7 tienen niveles óptimos de estrógeno y son menos susceptibles a enfermedades serias como la diabetes, las afecciones cardiovasculares y el cáncer de ovario.

Sus metas

Ahora que ha recibido información sobre el peso, los alimentos, la nutrición, y sobre su cuerpo, y tiene además algunos números y parámetros, ¿adónde debe apuntar? Usted sabe que este cambio en su estilo de vida requiere asumir los alimentos y el ejercicio de otra manera. A continuación verá sus metas a largo plazo mientras sigue la Super Dieta Latina. Están diseñadas para ayudarle a monitorear su progreso de manera efectiva, y para que conserve sus logros después de finalizar el último paso del plan. Al igual que en las metas a corto plazo, hay dos componentes clave que mediremos para comparar al final de cada paso: El peso y la grasa corporal.

Metas claves mientras sigue la Super Dieta Latina

(1) Alcanzar un índice de masa corporal de 18.5 a 24.9.

(2) Tener una proporción cadera-cintura de 0.7.

(3) Monitorear su consumo de calorías durante los dos primeros pasos. Debe limitar sus calorías de 1.500 a 1.800 por día en el primer paso, y luego pasar gradualmente de 1.800 a 2.000 calorías por día en el segundo paso.

(4) Limitar el consumo total de grasas al 30 por ciento de sus calorías totales.

(5) Consumir el 20 por ciento de sus calorías totales en proteínas sin grasas.

(6) Seleccionar la mayoría de sus carbohidratos con un índice glicémico bajo o intermedio (de 55 a 70 puntos). Tratar de limitar su consumo de carbohidratos en alimentos de índice glicémico bajo (55 puntos o menos) en horas de la noche.

(7) Consumir un mínimo de 28 gramos de fibra por día.

(8) Consumir tres comidas pequeñas y dos refrigerios al día. Asegúrese de consumir un desayuno adecuado y coma preferiblemente antes de las 8 p.m.

(9) Tomar como mínimo 8 vasos de agua al día, equivalentes a 2 litros.

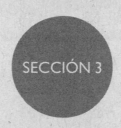

SECCIÓN 3

EL PLAN

☑ *Primer Paso: Las dos primeras semanas*

☑ *Segundo Paso: Las cuatro semanas siguientes*

☑ *Tercer Paso: Semana siete y siguientes*

A*ntes de darle vuelta a la página para comenzar con* su plan rápido para ponerse a régimen, quiero que piense en dos cosas. Primero, que mantenga unas expectativas optimistas en la medida de lo posible. Recuerde que está haciendo algo grandioso por usted, y aunque esta dieta se convertirá en un asunto cotidiano, quiero que usted piense que siempre estará a un paso de alcanzar algo excitante. Esto le ayudará a mantener la motivación a lo largo de esta dieta. Recuerde: Esto es algo que está haciendo por usted, y el éxito que alcance dependerá de su nivel de compromiso y dedicación a esta forma de vida nueva y saludable.

LO QUE VA A SUCEDER

Debido a los componentes de los siete alimentos básicos y a otros sabores latinos que están en las categorías de los alimentos energéticos, su cuerpo recibirá una gran cantidad de antioxidantes, y estará fuerte y nutrido. Esta dieta ha sido diseñada para ayudarle a sentirse plena y saludable; muy pronto verá que ya no se siente pesada y lenta después de las comidas. Al contrario, sentirá que tiene más energías que antes. A medida que comience a incorporar los siete alimentos latinos en su dieta durante las siguientes semanas, su metabolismo comenzará a funcionar más efectivamente, a quemar más calorías, y a deshacerse del exceso de grasa.

CLAVES PARA LEER LAS RECETAS

No quiero escuchar la frase "Yo no sé cocinar", porque, amiga mía, cualquiera puede cocinar. Ahora, si usted puede leer, también puede cocinar. Aquí hay unas cuantas claves para quienes se sienten un poco inseguras en el campo de la cocina. Recuerde que cocinar es una habilidad; y al igual que tocar el piano o jugar su juego favorito, usted puede mejorar si lo practica. Pero como me dice siempre mi profesor de piano, sólo existe una forma de mejorar: práctica, práctica, práctica. Mientras tanto, aquí tiene algunas claves para comenzar:

1. ¡Lea la receta! Hágalo cuidadosamente de principio a fin. Asegúrese de tener todos los ingredientes de la lista (vea mi lista de despensa, y la lista de compras con los alimentos específicos para las recetas de las dos primeras semanas).

2. Saque los utensilios que va a necesitar. Por ejemplo, ¿necesita un abrelatas? ¿Una licuadora? ¿Una espátula? ¿Una sartén? Organícelos y prepárelos.

3. Verifique el procedimiento para ver si necesita precalentar su horno. Generalmente se debe calentar con 15 minutos de antelación (hasta alcanzar la temperatura deseada).

4. Revise la preparación de los diferentes ingredientes. ¿Necesita picar el ajo o los tomates? Lea las sugerencias del chef y sígalas. Organice sus ingredientes preparados en tazas pequeñas o vasos para medir (¡sé que ha visto como lo hacen en la televisión!), de manera que pueda agregarlos según sus necesidades.

5. Ahora que tiene todos los ingredientes listos, lea la receta una vez más. Hágalo por dos razones: Primero, para asegurarse de que no ha olvidado nada, y segundo, para que sepa bien cómo y cuándo debe agregar cada ingrediente a su plato.

6. Disfrute con todo y consiga la ayuda que necesite. Podríamos tener un asistente en la cocina, pero usualmente no contamos con ese lujo de cocina. Así que todo depende de usted, amiga mía. Ponga música y comience a picar.

Y finalmente, algo para terminar; si esto de cocinar es totalmente nuevo para usted, seguir instrucciones seguramente no lo es. Piense en lo que hace: Disfrútelo. Y recuerde, algunos de los mejores chefs le dirán que muchas de sus recetas más innovadoras nacieron luego de cometer errores. Así que no sienta miedo de cometerlos; es parte de este excitante proceso de aprendizaje.

Primer Paso: Las dos primeras semanas

Una de las consideraciones primordiales para elegir las recetas que encontrará en las siguientes páginas es ayudar a que usted se sienta mejor. Como lo dije anteriormente, su bienestar se deberá al consumo de los siete alimentos latinos, haciendo que su organismo funcione al máximo nivel de rendimiento, eliminando las toxinas de sus células y permitiéndoles trabajar de manera eficiente. Las recetas de las dos primeras semanas incluyen más ensaladas frescas, así como vegetales cocinados, y se caracterizan por su simplicidad en términos de ingredientes y preparación. Otra consideración importante fue acelerar su metabolismo e incrementar su pérdida de peso. El Primer Paso ofrece varios platos de pescado y mariscos, porque este tipo de proteína animal se digiere con mayor facilidad. Para nuestras amigas vegetarianas, estos platos también son ciertamente adaptables y se pueden preparar con fuentes alternativas de proteínas, como los frijoles o el tofu, lo que hará que los platos sean incluso más ligeros para el cuerpo.

El contenido de grasa no es un factor principal del Primer Paso. De hecho, no creo que los alimentos sin grasas sean sinónimos de alimentos saludables, ni que causen una mayor pérdida de peso. Realmente, el organismo necesita grasas saludables para quemar grasas. Es por esto que las dietas sin grasa no funcionan: Lo que hacen, en realidad, es elevar los niveles de azúcar en la sangre y las ansias de almidones, haciendo que el peso perdido regrese tan pronto se termina la dieta.

Coma cinco veces al día: Desayuno, refrigerio, almuerzo, refrigerio, comida. El objetivo de estas dos primeras semanas es consumir un promedio de 1.500 a 1.800 calorías al día. Aunque puede parecer poco, se sorprenderá al ver que las comidas son tan satisfactorias que no sentirá hambre durante el día. De hecho, la invito a no privarse de nada durante esta dieta y a picar entre comidas. Por esto encontrará en las recetas sugeridas una serie de refrigerios saludables que puede consumir cuando sienta que su energía está decayendo; serán estimulantes a mediados de la mañana o de la tarde. Se espera que usted pierda de 4 a 6 libras en estas dos primeras semanas. ¿Suena demasiado bueno para ser cierto? Pues es mejor que lo crea. Aunque gran parte de esta pérdida de peso se deberá a la eliminación de toxinas y al exceso de agua, lo importante es que usted está reeducando a su organismo para que trabaje con mayor eficacia, suministrándole los alimentos adecuados en el momento adecuado. Notará que en el Primer Paso he puesto un gran énfasis en los pescados y mariscos, con la deliciosa Ensalada de Atún Niçoise, la cual recomiendo para el almuerzo, o los Camarones con Salsa de Mango y Jengibre, una deliciosa cena que puede disfrutar con toda su familia. Lo maravilloso de la comida de mar es que no sólo tiene por un sabor delicioso, sino que también es una gran fuente de proteína, sin las grandes cantidades de grasas saturadas que pueden contener otros productos cárnicos.

Las recetas que se incluyen aquí fueron concebidas como guía de lo que usted debe comer durante estas dos primeras semanas. Aunque son opciones tentadoras para que usted permanezca en el "camino", recuerde que también puede mezclarlas y crear las suyas, utilizando por supuesto los siete alimentos latinos. He aquí unas cuantas cosas que necesitará recordar cuando vaya a crear sus recetas personales.

DESAYUNO

No sólo es la comida más importante del día, sino también en la que usted puede ser más creativa. Recuerde que necesita toda la energía que pueda durante la mañana, y que debe consumir una comida deliciosa y satisfactoria que le ayude a combatir las ansias innecesarias antes del almuerzo. Es el momento de almacenar proteínas y carbohidratos sin sentirse culpable. Si las consume temprano en la mañana, podrá quemarlas a medida que desarrolla su agitada actividad diaria. Los huevos, las tostadas (siempre de cereales integrales; evite el pan blanco), e incluso el arroz y los frijoles, como verá en la receta de Gallo Pinto, son muy buenas opciones. También es una buena idea consumir frutas, lo cual le dará la fibra y las vitaminas que necesita para sentirse al tope de sus capacidades.

ALMUERZO

Como dije anteriormente, el Primer Paso está concentrado en la comida de mar. Consúmala siempre que pueda; es completamente variada. Unas pocas gotas de aceite de oliva o de jugo de limón bastan para sazonar cualquier tipo de alimentos marinos, y sus beneficios en la salud son notables. El consumo de pescado no sólo disminuye el riesgo de contraer enfermedades del corazón; los ácidos grasos omega 3 contribuirán a que su piel luzca espectacular.

CENA

Una buena alternativa a la comida de mar del Primer Paso son las aves, una gran fuente de vitaminas y de proteínas bajas en grasa, ya que su metabolismo se hace más lento en la noche. Evite los carbohidratos (deje el arroz y las papas para la hora del almuerzo), y acompañe sus comidas con una gran ensalada verde aderezada con un poco de aceite de oliva, sal, pimienta y limón al gusto.

Estas recetas deliciosas y nutritivas son balanceadas e incluyen una variedad de alimentos claves de todos los grupos que recomendamos consumir. Las grasas saludables, como las de las carnes magras, los aceites vegetales y los frutos secos (a diferencia de los productos procesados o fritos), realmente son su mejor fuente de combustible para mantener su energía, así como su concentración mental y claridad durante todo el día.

Los siete alimentos latinos

tomatillos

garbanzos

aguacate

ajo

canela

chiles

cilantro

Gallo Pinto estilo costarricense y frijoles— Desayuno

CHEF: ARLEN GARGAGLIANO

4 PORCIONES

Cualquier persona que visite Costa Rica verá que el Gallo Pinto siempre está presente en el desayuno "tico". Por supuesto, se puede disfrutar durante todo el día, pero los costarricenses lo consideran ante todo como un desayuno. El Gallo Pinto varía en su preparación de un hogar a otro. Esta receta surgió mientras Arlen estaba hospedada en la casa de su amiga en San José. Vivian Vargas le enseñó que el mejor arroz para este plato es el arroz blanco que ha sobrado de otra comida, pero aquí recomendamos el arroz integral, que es una opción más nutritiva. Este plato contiene dos de mis alimentos claves: Ajo y cilantro. También tiene cebolla, frijoles negros y arroz integral.

- 2 cucharadas de aceite de oliva
- 2 dientes de ajo picado
- ½ cucharada de jengibre fresco picado (o según el gusto)
- ½ cebolla roja picada
- 1 pimiento rojo picado
- 1½ tazas de frijoles negros cocinados y colados (si usted los prepara, guarde lo que sobre)
- 1½ tazas de arroz integral a temperatura ambiente o tibio
- 1 cucharada de Salsa Lizano (disponible en los mercados latinos o en Internet), o salsa Worcestershire; sal kosher y pimienta negra fresca
- 2 cucharadas de cilantro fresco

Caliente el aceite de oliva en una cacerola mediana a fuego medio (hasta que el aceite esté caliente, pero no humeante). Agregue el ajo, el jengibre, la cebolla y cocine, revolviendo con frecuencia. Rebaje la temperatura si la cebolla comienza a dorarse. Cuando la cebolla esté transparente (en 2 minutos aproximadamente), agregue el pimiento rojo y saltee tres minutos hasta que se ablande. Añada los frijoles y cocine 2 minutos hasta que estén tibios. Apague el fuego y deje la sartén a un lado. Sirva el arroz en un tazón grande. Revuélvalo con los frijoles y mezcle bien. Agregue la Salsa Lizano (o Worcestershire) y mezcle. Añada sal y pimienta al gusto. Espolvoree cilantro y sirva con o sin huevos revueltos y un acompañamiento de fruta fresca (preferiblemente tropical).

Información nutricional por porción para una persona

	Porción	Calorías	Grasa Total	Carbs	Fibra	Azúcares	Proteína	Nivel Antioxidante
Gallo Pinto	1 taza	228	8 gr	32.5 gr	7.58 gr	1 gr	7.5 gr	2
Huevos Revueltos	3	200	14 gr	1 gr	0	0	16 gr	0
Fruta Tropical	1 taza	80	0	19 gr	1 gr	10 gr	1 gr	2

Frittata picante y ensalada de tomate—Desayuno

CHEF: MICHELLE BERNSTEIN

4 PORCIONES

**LOS ALI-
MENTOS
LATINOS**

Sería una lástima reemplazar un desayuno tan tentador como éste por cereales de caja. Esta combinación de ingredientes seguramente le gustará y su metabolismo comenzará a funcionar adecuadamente. La chef Michelle Bernstein sugiere que este desayuno se sirva acompañado de frijoles negros tibios con una cucharada de crema (sour cream). Este plato contiene chiles latinos (habanero o tipo bonnet), además de cilantro, huevos, cebollas, espinaca, col rizada (o espinacas) y tomates.

- 4 huevos enteros grandes
- 4 yemas de huevo
- 2 cucharadas de perejil fresco picado
- sal kosher y pimienta negra al gusto
- 1 cucharada de aceite de oliva
- 1 taza de cebollas españolas peladas y finamente picadas

- 1 taza de col rizada o espinacas en tiras delgadas
- ¼ de chile habanero o bonnet en cubitos pequeñitos
- 1 taza de tomates picados
- ¼ de taza de cebolla roja picada
- ½ taza de cilantro picado
- el jugo de un limón

Bata los huevos enteros, las yemas, el perejil, la sal y la pimienta. Reserve.

Caliente el aceite a fuego medio en una sartén antiadherente. Agregue la cebolla española y cocine ocho minutos hasta que se ablande. Añada la col y cocine cuatro minutos. Incorpore la mezcla de huevos y pimienta y mezcle bien. Cubra con papel de aluminio y cocine a fuego bajo de 6 a 7 minutos hasta que los huevos estén casi en su punto.

Mientras tanto, prepare la ensalada de tomate: Combine el tomate, la cebolla roja, el cilantro, el jugo de limón, la sal y la pimienta en un procesador de alimentos y pulse cinco veces hasta que la mezcla tenga la consistencia de una salsa.

Precaliente el horno. Introduzca la frittata y hornee 2 o 3 minutos hasta que la parte superior esté dorada y en su punto. Coloque un plato grande sobre el sartén e inviértalo con cuidado para servir la frittata. Decore con la mezcla de tomate y sirva de inmediato.

Información nutricional por porción para una persona

	Porción	Calorías	Grasa Total	Carbs	Fibra	Azúcares	Proteína	Nivel Antioxidante
Frittata con ensalada de tomate	1 taza	147	9.3 gr	6 gr	2 gr	3 gr	14.6	2
Acompañamiento de ½ taza de frijoles negros con una cucharada de crema	156	3.5 gr	22.5	5 gr	0 gr	9.4 gr	16 gr	1

Ensalada de atún niçoise—Almuerzo

CHEF: MICHELLE BERNSTEIN · 4 PORCIONES

**LOS ALI-
MENTOS
LATINOS**

La Chef Bernstein recomienda atún de la mejor calidad para esta ensalada. Su versión de esta clásica ensalada francesa tiene un toque del Nuevo Mundo, haciéndola saludable, colorida y muy deliciosa. Esta receta incluye ajo, uno de mis alimentos claves, así como tomates y huevos.

- ¼ de taza de vinagre de vino tinto
- 2 cucharadas de mostaza Dijon
- 1 cucharada de chalotes picados
- 1 cucharadita de ajo picado
- 1¼ de taza de aceite de oliva
- sal y pimienta
- 1 papa Yukon Gold pelada en cubitos pequeños (de ¼ pulgada)
- 2 tazas de frijoles franceses
- 4 filetes de atún para sushi de 6 onzas

- ½ taza de cebolla roja pelada en tiritas delgadas (colocarla en agua y colarla tres veces)
- 1 taza de salsa roja o de tomates pequeños
- 2 tazas de lechuga frisee
- 1 taza de cabezas de hinojo en lajas delgadas (puede utilizar una mandolina japonesa)
- 4 huevos de codorniz hervidos, pelados y partidos a la mitad
- ¼ de taza de aceitunas negras picadas y despepitadas

Para preparar la vinagreta, mezcle el vinagre, la mostaza, los chalotes y el ajo en una licuadora. Vierta lentamente ¼ de taza de aceite de oliva y sazone con sal y pimienta. Refrigere hasta servir.

Para cocinar las papas, coloque una olla pequeña de agua a fuego alto y sazone con sal. Agregue las papas y cocine dos o tres minutos o hasta que estén en su punto. Saque las papas con un cucharón (no bote el agua) y sumérjalas en agua fría.

Coloque los frijoles franceses en el agua de las papas (encienda la estufa a fuego lento antes de agregar los frijoles). Cocine de 2 a 3 minutos hasta que estén crocantes (no los cocine demasiado). Sáquelos y sumérjalos de inmediato en agua fría para detener el proceso de cocción.

Caliente una sartén a fuego medio. Humedezca el atún con aceite y aderece con sal y pimienta al gusto. Deje a un lado hasta preparar la ensalada. Combine los frijoles franceses, las papas, la cebolla colada, los tomates, la lechuga frisee y el hinojo. Añada la vinagreta (de a una cucharada) según desee. Mezcle bien y sirva ¼ de ensalada en cada plato y adorne con los huevos y las aceitunas. Coloque el atún en el sartén y cocínelo 45 segundos por cada lado. Retire los filetes y parta cada uno en cinco porciones. Vierta los filetes de atún sobre las ensaladas preparadas y sirva de inmediato.

Información nutricional por porción para una persona

	Porción	Calorías	Grasa Total	Carbs	Fibra	Azúcares	Proteína	Nivel Antioxidante
Plato entero que incluye huevos de codorniz y		475	19 gr	24 gr	6 gr	4.98	55.3 gr	3
aceitunas a la parrilla	6 onzas	220	6 gr	0 gr	0 gr	0 gr	50.5 gr	1
1 taza de ensalada francesa con ¼ de taza de vinagreta		200	9 gr	23.5 gr	5.1 gr	4.9 gr	3.6 gr	3

Ceviche—Almuerzo

CHEF: XIOMARA ARDOLINA

LOS ALI-
MENTOS
LATINOS

Este almuerzo delicioso y refrescante es la versión de Xiomara Ardolina del clásico plato peruano, el cual se prepara de formas diferentes en toda América Latina. A ella le gusta servir su ceviche en copas de Martini, adornado con pedazos de aguacate fresco.

Esta receta contiene varios alimentos latinos claves: chiles, cilantro y aguacate. También lleva camarones, limones y tomates.

2 chiles jalapeños asados, pelados, sin semillas y picados

1 libra de camarón mediano, pelado, desvenado y en trocitos de ¼ de pulgada

¾ de libra escalopes de mar

¾ de taza de jugo de naranja fresca

1 taza de jugo de limón fresco

Azúcar al gusto

1 tomate grande asado, pelado, sin semillas y picado

½ taza de cebolla roja picada

¼ de taza de jugo de tomate en lata

sal y pimienta al gusto

1 manojo fresco pequeño de cilantro finamente picado

½ aguacate Hass pelado y partido en cuadros para decorar

Ase los jalapeños al fuego o en una sartén hasta que la piel se infle y se oscurezca; guárdelos en una bolsa sellada. Retíreles la piel con una toalla de cocina cuando se enfríen; no enjuague.

Mezcle los camarones y escalopes con los tres jugos cítricos y marínelos toda la noche. Pruebe y agregue azúcar si considera necesario. Agregue el jalapeño, el tomate, la cebolla roja y el jugo de tomate. Sazone con sal y pimienta. Agregue el cilantro y decore con el aguacate antes de servir.

Información nutricional por porción para una persona

	Porción	Calorías	Grasa Total	Carbs	Fibra	Azúcares	Proteína	Nivel Antioxidante
1 taza de ceviche con aguacate		221	5.8 gr	12.4 gr	1.9 gr	5 gr	29.6 gr	3

Pollo picante con jengibre, anís estrellado, y maíz y calabaza asada—Cena

CHEF: MICHELLE BERNSTEIN   4 PORCIONES

Como nos muestra aquí la chef Michelle Bernstein, hay muchas formas maravillosas de combinar especias, y usted debería disfrutar mientras explora. Los sabores de este plato son encantadores y saludables. Esta receta tiene dos alimentos claves: Cilantro y ajo. También lleva calabaza, maíz y pollo.

CALABAZA Y MAÍZ ASADOS

2 cucharadas de aceite de oliva

2 cucharadas de azúcar morena

1 pizca de canela

1 cucharadita de extracto de vainilla

1 libra de calabaza pelada en cubitos de 2 pulgadas

2 tazas de maíz en grano

¼ de taza de hojas frescas de cilantro, finamente picadas

¼ de taza de hojas de perejil italiano finamente picado

Sal gruesa y pimienta negra al gusto

POLLO

2 litros de caldo de pollo orgánico o preparado en casa

1 cucharada de salsa de soya baja en sodio

2 estrellas de anís enteras

2 cucharadas de jengibre fresco, pelado y picado

1 cucharada de ajo pelado y picado

1 cucharadita de semillas de comino

1 cucharadita de semillas de hinojo

1 manojo de albahaca

1 pollo de 4 libras limpio y despresado

MOJO

2 cucharadas de aceite de maní

4 dientes de ajo pelados y en tiritas

1 cucharada de chalotes en tiritas
(sólo la parte blanca)

1 cucharada de jengibre fresco, pelado
y picado

1 cucharada de salsa de soya baja en sodio

1 cucharada de vinagre de Jerez

½ taza de cilantro fresco y picado grueso
para decorar

Para preparar la calabaza asada, precaliente el horno a 350° F. Mezcle el aceite, el azúcar morena, la canela y la vainilla. Cubra la calabaza con la mezcla y vierta en una cacerola metálica. Cubra con papel de aluminio y cocine 30 minutos hasta que la calabaza esté blanda. Destape la cacerola y mézclela con el maíz. Cocine sin tapar durante 10 minutos. Incorpore el cilantro y el perejil. Sazone al gusto con sal y pimienta. Deje a un lado.

Mezcle el caldo de pollo, la salsa de soya, el anís estrellado, el jengibre, el ajo, las semillas de comino, las semillas de hinojo y la albahaca en una olla sopera a fuego medio. Hierva, reduzca a fuego lento y agregue el pollo. Cocine de 35 a 45 minutos hasta que esté listo. Utilice tenazas para servir el pollo en los platos.

Para el mojo, caliente el aceite de maní en una sartén. Retire cuando el aceite esté humeante y agregue el ajo, los chalotes, el jengibre, la salsa de soya y el vinagre, agitando la sartén para que no se quemen.

Para servir, vierta el maíz y la calabaza asados en un plato, sirva los trozos de pollo encima y rocíe con aceite. Añada cilantro y sirva de inmediato.

La calabaza, que está en las categorías de los alimentos clave, es popular en todo el Caribe, Centro y Suramérica. Las calabazas son redondas y pueden tener el tamaño de un melón o una sandía. El color de la cáscara puede ser verde, marrón claro o rojizo. Su carne naranja y brillante es suculenta y firme, y tiene un sabor dulce, diferente al del zapallo, familiar de la calabaza. Se puede encontrar todo el año en los mercados latinos y en los grandes supermercados.

Información nutricional por porción para una persona

	Porción	Calorías	Grasa Total	Carbs	Fibra	Azúcares	Proteína	Nivel Antioxidante
pollo con jengibre y anís estrellado,	6 onzas	321	10.6 gr	0 gr	0 gr	0 gr	52.69 gr	1
calabaza, maíz y mojo	1 taza	147	5.5 gr	30 gr	3 gr	8 gr	3.5 gr	2

Camarones con salsa de mango y jengibre—Cena

CHEF: XIOMARA ARDOLINA   2 PORCIONES

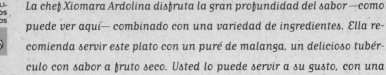

LOS ALI-MENTOS LATINOS

La chef Xiomara Ardolina disfruta la gran profundidad del sabor —como puede ver aquí— combinado con una variedad de ingredientes. Ella recomienda servir este plato con un puré de malanga, un delicioso tubérculo con sabor a fruto seco. Usted lo puede servir a su gusto, con una ensalada verde y/o con su puré de papas favorito (aunque será un plato más pesado...). Esta receta contiene ajo, un alimento clave latino, pimientos, cebollas, camarón y chayote.

SALSA DE MANGO Y JENGIBRE

½ taza de aceite de canola, más 1 cucharada

2 chalotes pelados finamente picados

1 pimiento rojo picado

1 cucharada de jengibre fresco picado

1 cucharada de ajo pelado y picado

2 mangos pelados y picados

½ taza de vino de arroz chino para cocinar

½ taza de ron oscuro

sal y pimienta

SALSA DE SOYA

1 cucharadita de aceite de canola

2 chalotes pelados finamente picados

1 cucharada de jengibre fresco pelado y picado

1 cucharada de ajo pelado y picado

½ taza de vino blanco

¼ de taza de vino de arroz chino para cocinar

¼ de taza de vinagre balsámico oscuro

1½ cucharadas de pasta de soya (disponible en los mercados asiáticos)

½ taza de jugo fresco de naranja

½ libra de mantequilla sin sal derretida

VEGETALES

1 cucharadita de aceite de canola (o de oliva)

2 cucharadas de cebolla blanca en rodajas

2 cucharadas de pimiento rojo picado

2 cucharadas de pimientos amarillos picados

1 bok choy (vegetal chino) cortado en 4 pedazos transversales ¼ de taza de zanahorias en julianas

¼ de taza de chayote en julianas (ingrediente mexicano disponible en mercados latinos, en grandes supermercados y en Internet)

¼ de taza de col Napa en rodajas

sal y pimienta al gusto

CAMARONES

1 cucharadita de aceite de canola (o de oliva)

10 camarones jumbo (tigre) pelados y desvenados

1 cucharadita de ajo pelado y picado

¼ de taza de vino blanco

1 cucharada de salsa de mango y jengibre

Para preparar la salsa de mango y jengibre, caliente una cucharada de aceite en una sartén mediana a fuego medio. Saltee los chalotes y la pimienta con jengibre y ajo. Agregue el mango y añada el vino de arroz y el ron; cocine 5 minutos hasta que el mango se ablande. Pase a un procesador de alimentos y triture mientras agrega lentamente la media taza de aceite restante. Deje a un lado.

Para preparar la salsa de soya, caliente una cucharada de aceite en una cacerola mediana a fuego medio. Saltee los chalotes, el jengibre y el ajo. Agregue el vino blanco y el de arroz, el vinagre balsámico, la pasta de soya y el jugo de naranja, y cocine aproximadamente 5 minutos a fuego moderado, hasta que el líquido se reduzca a la mitad. Añada lentamente la mantequilla y reserve a un lado.

Caliente el aceite en una sartén mediana a fuego medio. Agregue las cebollas, las pimientas, el bok choy, las zanahorias, el chayote, la col, la sal y la pimienta. Saltee de 5 a 8 minutos hasta que los vegetales comiencen a suavizarse (aunque deben quedar crujientes). Deje a un lado.

Finalmente, para preparar los camarones, caliente el aceite de canola en una sartén mediana a fuego medio. Saltee los camarones con ajo y vino blanco y cocine 3 minutos hasta que los camarones adquieran un color rosado. Agregue la salsa de mango y jengibre y asegúrese que los camarones queden cubiertos con la salsa.

Para servir, use una fuente o vierta los camarones y los vegetales salteados en dos platos. Rocíe 1/4 de taza de la salsa de soya y sirva.

Información nutricional por porción para una persona

	Porción	Calorías	Grasa Total	Carbs	Fibra	Azúcares	Proteína	Nivel Antioxidante
6 onzas de camarones con 1 cucharada de salsa de mango y ¼ de taza de salsa de soya con acompañamiento de vegetales		241	14 gr	6 gr	6 gr	9 gr	12.4 gr	2
Salsa de mango	1 cucharada	111	7 gr	5 gr	6 gr	4 gr	0.5 gr	2
Salsa de soya	¼ taza	373	37 gr	4.2 gr	0	4 gr	0.2 gr	1
Malanga	1 taza	132	0.5 gr	32 gr	2 gr	30 gr	2 gr	3
Ensalada verde	2 tazas	46	0	9 gr	4 gr	0	3 gr	2

Frutas con chile de árbol y jugo de limón— Refrigerio

CHEF: SUE TORRES

6 PORCIONES

● ●

LOS ALI-MENTOS LATINOS

Este refrigerio sensacional, delicioso, y un poco fuerte le levantará el ánimo. ¿Por qué no prepararlo como *brunch* un domingo, e incluso para llevar al trabajo el lunes? (Naturalmente, si es que sobra algo...) El chile de árbol es uno de mis alimentos claves, y la piña y el limón están en las categorías de los alimentos energéticos.

2 tazas de sandía en cubos

2 tazas de piña dorada sin corazón cortada en cubos

2 tazas de melón en cubos

2 tazas de zumo de melón en cubos

2 limones en trozos

2 cucharadas de polvo de chile de árbol (se encuentra en grandes supermercados, mercados latinos, o en Internet)

sal al gusto

Mezcle las frutas en un tazón grande. Exprima el jugo de limón sobre la fruta. Rocíe con el polvo del chile y un poco de sal. Sirva de inmediato.

Información nutricional por porción para una persona

	Porción	Calorías	Grasa Total	Carbs	Fibra	Azúcares	Proteína	Nivel Antioxidante
Fruta con chile de árbol y jugo de limón	1 taza	120	0 gr	29.7 gr	1.6 gr	15.3 gr	1.6 gr	3

Garbanzos Tostados—Refrigerio

CHEF: ARLEN GARGAGLIANO   4 PORCIONES

LOS ALI-
MENTOS
LATINOS

Este refrigerio tan fácil y delicioso es saludable y muy portátil. Usted puede sazonar con picante dependiendo de su gusto. Este refrigerio tiene dos mis alimentos claves: Garbanzos y chile (en polvo). El limón está en una de las categorías de los alimentos energéticos.

- 1 lata de garbanzos de 15,5 onzas
- 2 cucharadas de aceite de oliva
- ½ cucharadita de comino o al gusto
- ½ cucharadita de chile en polvo o al gusto
- ½ cucharadita de sal marina gruesa, o al gusto
- 1 casco de limón

Precaliente el horno a 450° F. Abra la lata de garbanzos y cuélela. Séquelos con una toalla de papel. Vierta los garbanzos y el aceite de oliva en un tazón. Añada una cucharada de comino, otra de chile en polvo y una cucharada de sal. Introduzca en el horno durante 35 minutos, hasta que los garbanzos estén tostados y crujientes. Realice con frecuencia y revuelva con una espátula. Cuando el tiempo de cocción llegue a su fin, examine los garbanzos para evitar que se quemen. Saque del horno, déjelos enfriar cinco minutos y sírvalos en un plato de cerámica pequeño (como los españoles de terracota) y agregue el resto de comino, chile en polvo y sal de mar. Si no los va a servir en ese momento, déjelos enfriar completamente y guárdelos en un recipiente hermético hasta por una semana. Exprima el jugo de limón sobre los garbanzos antes de servir.

	Porción	Calorías	Grasa Total	Carbs	Fibra	Azúcares	Proteína	Nivel Antioxidante
Garbanzos por porciones	½ taza	143	1.4 gr	27.3 gr	5.3 gr	0 gr	5.9 gr	2

Raita de pepinos con coco—Refrigerio

CHEF: ARLEN GARGAGLIANO   8 PORCIONES

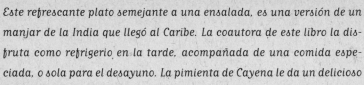

LOS ALI-MENTOS LATINOS

Este refrescante plato semejante a una ensalada, es una versión de un manjar de la India que llegó al Caribe. La coautora de este libro la disfruta como refrigerio en la tarde, acompañada de una comida especiada, o sola para el desayuno. La pimienta de Cayena le da un delicioso toque picante, aunque puede eliminarla si así lo prefiere. Los pimientos picantes son uno de mis alimentos latinos claves.

- 1½ tazas de yogurt bajo en grasa
- 2 onzas de leche de coco light
- pimienta de Cayena o picante al gusto
- ½ taza de hojas de menta fresca picada en trozos grandes

- 3 pepinos pelados, despepitados y en cubos de ¼ de pulgada
- 2 cucharadas de coco rallado, opcional (me gusta el dulce, pero el natural está bien)

Vierta el yogurt y la leche de coco en un tazón mediano. Adicione el chile picante. Incorpore la menta. Agregue los pepinos. Cubra y refrigere al menos una hora (y un máximo de 2 días). Agréguele el coco rayado por encima sólo antes de servir.

Información nutricional por porción para una persona

	Porción	Calorías	Grasa Total	Carbs	Fibra	Azúcares	Proteína	Nivel Antioxidante
Raita de pepino con coco rayado	½ taza	74.5	4.6 gr	5.9 gr	1.7 gr	6.4 gr	3.3 gr	1

Note: Disfrute la receta con coco rayado, pues sólo contiene 20 calorías y 2 gramos de grasa; adiciónelo si le gusta.

RESUMEN DEL PRIMER PASO

La grasa de su cuerpo debe haber disminuido entre el 2 y el 4 por ciento, y debe haber perdido entre 4 y 6 libras en las primeras dos semanas. Al consumir los siete alimentos latinos e incorporar las meriendas en su plan diario de comidas, su metabolismo trabajará con mayor eficacia y su organismo eliminará las toxinas de sus células. Como usted sigue una dieta más balanceada y normal, deberá sentirse más liviana y positiva, y las ansias que experimentaba antes —especialmente por los carbohidratos y alimentos con alto contenido de grasa— deben haber disminuido considerablemente. Los efectos en su organismo serán más rápidos en el próximo paso, permitiéndole alcanzar un nivel en el que regulará su consumo de calorías y mantener así un cuerpo escultural.

Recuerde que la Super Dieta Latina será un paso enorme hacia una mejor salud para todas las personas, independientemente de que noten la diferencia o no. Beber mucha agua acelerará su proceso de desintoxicación.

El Segundo Paso le ofrecerá más recompensas, tanto en la forma de sentirse como en su aspecto.

Segundo Paso: Las cuatro semanas siguientes

Ahora usted sabe cómo es este asunto, ¿verdad? Tiene un repertorio de recetas y está consumiendo sus siete alimentos latinos, sigue una rutina de ejercicios, y está lista para continuar. Por favor, mire las guías para hacer ejercicio en la página 118. El próximo paso aparece a continuación: Sólo he agregado otras recetas que incorporan algunos ingredientes y un poco más de carne magra para su fortaleza, masa muscular, potencia y energía. También notará que en esta fase nos hemos concentrado en las maravillas de los garbanzos. Bien sea en la deliciosa ensalada de Xiomara o en el hummus picante de Michelle Bernstein, queremos que piense en los garbanzos. Su alto contenido de fibra, pocas grasas y bajos niveles de azúcar, hacen que sea el alimento perfecto para combatir la ansiedad y mantener una flora intestinal saludable.

Mientras que nuestro énfasis en el Primer Paso era en que su organismo eliminara todas las toxinas que había acumulado durante varios años, el Segundo Paso tiene por objeto que usted siga perdiendo peso y quemando el exceso de grasa. Aunque puede pensar que la pérdida rápida de peso de las dos semanas anteriores se estanca un poco durante esta fase, usted debería perder entre 1 y 2 libras por semana, pues su cuerpo eliminará el exceso de agua y quemará grasa real; y todos sabemos que esto no sucede con mucha rapidez. La buena noticia es que aunque puede parecerle que su pérdida de peso es más lenta, realmente es más significativa y duradera. No olvide: Debe consumir los platos que estaba disfrutando en el Primer Paso y mezclarlos; aunque tienen un poco más de calorías (estará consumiendo entre 1.800 y 2.000 calorías por día), son totalmente intercambiables.

INTRODUZCA SUS PROPIAS VARIANTES

Las recetas que disfrutará después de las dos primeras semanas incluyen algunos ingredientes más ricos y con más proteínas para mantener la fortaleza, la masa muscular, la potencia y la energía. De nuevo, todas las recetas de la Super Dieta Latina están concebidas para que las prepare y las experimente; puede mezclar algunos ingredientes o consumirlos un par de veces por semana para que se familiarice con su preparación. Recuerde: Dé un paso a la vez, pero comience a dar pasos. Eso es lo que importa.

Como hemos señalado, lo bueno de esta colección de recetas radica en la gran variedad que ofrece. Déjeme comentarle uno de los cambios que hice en una: El pesto de cilantro de la chef Sue Torres, es una de mis preparaciones favoritas de este libro. Ella sugiere servirlo sobre vegetales a la parrilla. Ahora, este pesto —que contiene dos de nuestros siete alimentos latinos (cilantro y ajo), para no mencionar los piñones—puede variarse y servirse de muchas maneras. Por ejemplo, hace poco quería comer pesto: No tenía piñones, pero en la despensa de la casa encontré unas nueces. Las tosté y las utilicé como había sugerido Sue.

Tenga presente esta flexibilidad mientras prepara estas recetas a su manera, y haga modificaciones dependiendo de sus gustos, de lo que tenga a mano, o de lo que desearía probar. Pero eso sí: Vigile su consumo de calorías, sólo así continuará su pérdida de peso.

Para hacer sus propias variaciones en las recetas del Segundo Paso, le enseñaremos unas cuantas cosas que debe tener en cuenta para cada comida del día.

DESAYUNO

Así como en el Primer Paso, el desayuno es el momento para consumir aquellos alimentos altos en proteína y carbohidratos que usted necesita para tener energías durante todo el día. Usted encontrará torrejas (tostadas hispanofrancesas) en su lista de recetas para esta fase. Al preparar las torrejas con pan integral y no con pan blanco o baguette, la chef Daisy Fuentes permite que usted pueda disfrutar por la mañana de este manjar saludable y bajo en calorías. Le sugiero entonces que piense en alguno de sus platos favoritos para el desayuno y vea cómo reemplazar los ingredientes tradicionales por equivalentes saludables.

ALMUERZO

Sin importar qué tan agitado sea su día, es importante que nunca deje de almorzar. Infortunadamente, el vértigo de la vida moderna algunas veces puede hacer que sea difícil almorzar de una forma saludable, o sacar el tiempo para preparar una comida completa. Si no tiene tiempo para cocinar las deliciosas recetas de salmón o el pollo con corteza de culantro que encontrará a continuación, entonces le sugiero que prepare una ensalada rápida con ingredientes similares. El pollo, el pavo, el aguacate y los tomates son algunos ingredientes fantásticos que usted puede combinar para una comida rápida y satisfactoria que no la desviará del camino.

CENA

Siga consumiendo comidas bajas en carbohidratos, aunque en el Segundo Paso tendrá libertad para comer tantos vegetales como le sea posible. Esto no sólo le suministrará los minerales y las vitaminas que usted necesita, sino que contribuirá a mantener su flora intestinal saludable, un factor clave para eliminar todas las toxinas de su organismo.

Recuerde que estos seis platos (y nuestros tres nuevos refrigerios) son fácilmente adaptables. Se divertirá preparándolos, sirviéndolos, y por supuesto, consumiéndolos. Al igual que en las recetas del Primer Paso, se incorporan muchos ingredientes que pueden ser nuevos para usted. Mantenga esa visión positiva hacia el futuro y prepare su paladar. Buen provecho. Disfrútelo.

Los siete alimentos latinos

tomatillos

garbanzos

aguacate

ajo

canela

chiles

cilantro

Ejotes con huevo, (Habichuelas frescas con huevo)—Desayuno

CHEF: ZARELA MARTÍNEZ   **4 PORCIONES**

LOS ALIMENTOS LATINOS

Zarela se inspiró en su infancia en México para este plato, que puede ser un desayuno o un acompañante, y es muy flexible: Las vegetarianas lo pueden preparar sin huevos, y los demás vegetales se pueden sustituir por habichuelas. El pico de gallo, una salsa típica estilo mexicano, rinde 4 tazas, y se le puede agregar vegetales asados, pollo, carne o pescado, o papas fritas. La chef Martínez sugiere revolver rápidamente los frijoles con la salsa y el huevo, casi como si estuviera salteándolos. Esta receta lleva tres de mis alimentos claves —ajo, chiles y cilantro— así como tomates, limón y huevo. Es un gran plato para el desayuno o el almuerzo.

PICO DE GALLO

2–4 chiles frescos, jalapeños o serranos, o al gusto, sin el tallo

1 diente de ajo pelado y picado

4 tomates rojos, maduros (o unas 2½ libras), pelados y en trozos gruesos

6–8 chalotes con la parte verde y la blanca, finamente picados

¼ de taza de hojas de cilantro frescas y finamente picadas

1 cucharadita de orégano mexicano (disponible en mercados latinos o en Internet) o al gusto, desmenuzado

el jugo de una limón grande

sal al gusto

FRIJOLES

1 libra de habichuelas sin las puntas ni vena, en pedazos de 1 pulgada

2 cucharadas de aceite vegetal

1 taza de pico de gallo norteño

1 huevo

pimienta al gusto

*P*ara preparar el pico de gallo, coloque los ingredientes en un tazón grande, y asegúrese de agregar los chiles lentamente, probando hasta tener el picante que usted desea. Si los tomates no están demasiados jugosos, agregue ½ taza de agua fría a la mezcla para que tenga la consistencia ligera de la salsa. Revuelva y agregue sal al gusto. Sirva inmediatamente, o cubra y refrigere durante un día como máximo.

Hierva agua en una olla grande, escalde los frijoles durante dos minutos hasta que estén ligeramente blandos pero crocantes. Cuele bien.

Caliente el aceite a fuego alto en una sartén grande hasta que hierva, agregue una taza de pico de gallo y saltee 2 minutos hasta que el aceite se haya casi evaporado. Agregue los frijoles y cocine de ½ a 2 minutos, revolviendo rápidamente hasta que comiencen a ablandarse.

Bata el huevo, páselo por un cedazo y sirva en una taza. Agregue a la mezcla de los frijoles y cocine, revolviendo constantemente por 1 minuto o menos, hasta que el huevo esté cocinado. Sazone al gusto con sal y pimienta y sirva de inmediato.

Información nutricional por porción para una persona

	Porción	Calorías	Grasa Total	Carbs	Fibra	Azúcares	Proteína	Nivel Antioxidante
1 taza pico de gallo y 1 taza de ejotes con huevo		225	17 gr	16 gr	7.8 gr	1.6 gr	7.5 gr	3
Pico de gallo	1 taza	40	0 gr	8 gr	4 gr	0 gr	4 gr	3
Ejotes con huevo	**1 taza**	**185**	**17 gr**	**8 gr**	**3.8 gr**	**1.6 gr**	**3.5 gr**	**1**
Ejotes sin huevo	1 taza	150	14 gr	8 gr	3.8 gr	1.6 gr	1 gr	1

Torrejas

CHEF: DAISY MARTÍNEZ   **4 PORCIONES**

● ●

**LOS ALI-
MENTOS
LATINOS**

*Estas tostadas francesas al estilo latino, que en España se conocen
como torrejas, son —como dice la chef Daisy Martínez— una forma in-
geniosa de utilizar el pan viejo. Ella dice que disfruta la versión dulce y
la salada. El azúcar es opcional en esta receta, pero la canela y los extractos le añaden toneladas de sabor. Daisy recomienda pan cubano del día, pero
me gustaría sugerir integral o de grano entero por ser una opción más nutritiva.
Este plato tiene huevos, y uno de los sazonadores básicos (y un alimento clave):
la canela.*

8 tajadas de 1 pulgada de pan de grano
entero o integral del día

5 huevos jumbo orgánicos, batidos

1 taza de leche orgánica con 2% de grasa

⅛ de cucharada de extracto de almendra

½ cucharadita de extracto de vainilla

aceite de canola en spray

3 cucharadas de azúcar turbinada
(opcional)

¼ de cucharadita de canela

Vierta el pan en una sartén grande. Mezcle los huevos, la leche y los
extractos en un tazón y sírvalos sobre el pan, para que se empapen por
completo. Déle vuelta al pan cuando uno de los lados se humedezca,
rocíe una sartén con el aceite en spray y caliente a fuego medio. Coloque
las tajadas en la sartén, reduzca a fuego bajo y cocine de 3 a 5 minutos,
hasta que estén doradas en la base. Déles vuelta y cocine el otro lado
por el mismo tiempo hasta que la base esté dorada. Retire y sirva en un
plato.

Mezcle el azúcar y la canela y espolvoree las torrejas. Sírvalas tibias
con su jalea o mermelada preferida.

Información nutricional por porción para una persona

	Porción	Calorías	Grasa Total	Carbs	Fibra	Azúcares	Proteína	Nivel Antioxidante
Torrejas con azúcar o mermelada	2 tajadas	318	10 gr	39 gr	5 gr	15 gr	14.9 gr	1
Torrejas	2 tajadas	292	10 gr	27 gr	5 gr	3 gr	14.9 gr	1
Azúcar o mermelada	1 cucharada	46	0 gr	12 gr	0 gr	12 gr	0 gr	1

Salmón a la plancha con salsa verde y otra de piña y tomatillo—Almuerzo

CHEF: SUE TORRES   4 PORCIONES

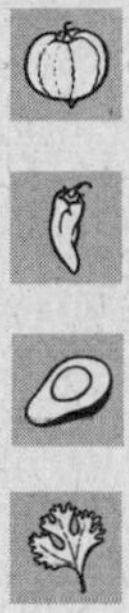

Si es aficionada al salmón, definitivamente esta receta es para usted. Y si no lo es, seguramente le hará cambiar de opinión. El pescado está divinamente balanceado —tanto en color como en sabor— por las dos maravillosas salsas. Y si nunca antes ha usado tomatillos, esta es una maravillosa introducción a este típico vegetal mexicano parecido al tomate. Realmente, los ingredientes de este plato que usted puede servir para el almuerzo o la cena, son fácilmente adaptables a otras recetas. Esta contiene varios alimentos claves: Tomatillos, chiles, aguacate y cilantros. También tiene limón, jícama, cebolla y piña.

SALSA VERDE

¾ de taza de agua

2 tomatillos picados en trozos gruesos (una taza aproximadamente)

2 chiles serrano con tallo picados en trozos gruesos

1½ aguacates preferiblemente Haas mexicano, pelados (una taza aproximadamente)

1 cucharada de sal

el jugo de un limón (⅛ de taza aproximadamente)

¼ de taza de cilantro fresco picado (opcional)

SALSA DE TOMATILLO Y PIÑA

¾ de taza de jícama en cubitos de ¼ de pulgada

½ taza de cebolla roja en cubitos de ¼ de pulgada

½ taza de piña en cubitos de ¼ de pulgada

1 taza de tomatillos

2 cucharadas de cilantro fresco (hojas y tallos), picado en trozos gruesos

el jugo de un limón (⅛ de taza aproximadamente)

⅛ de chile habanero

1 cucharadita de sal

½ cucharadita de pimienta

⅛ de taza de aceite de girasol o de su gusto

SALMÓN

4 filetes de 6 onzas de salmón silvestre con piel

sal y pimienta

1 cucharada de aceite

4 cascos de limón

Para preparar la salsa verde, vierta agua en una licuadora. Agregue los tomatillos y los serranos y mezcle hasta formar un puré. Añada el aguacate, la sal y el limón (y cilantro, si quiere); triture bien. Deje a un lado o cubra y refrigere un máximo de tres horas.

Mezcle la jícama, la cebolla roja, la piña y los tomatillos en un tazón mediano. Incorpore el cilantro, el jugo de limón, el habanero, la sal y la pimienta. Agregue el aceite y revuelva bien. Deje reposar durante una hora a temperatura ambiente y rectifique la sazón, o cubra y refrigere por un máximo de tres días.

Sazone los filetes de salmón con sal y pimienta. Caliente aceite en una sartén mediana de acero inoxidable a fuego medio hasta que esté caliente pero no humeante. Vierta los cuatro filetes con la piel hacia abajo hasta que la piel esté bien dorada y cocine por 4 minutos. Déles vuelta y cocine de 3 a 4 minutos. Páselos a un plato y consérvelos tibios. También puede pasar el salmón a una parrilla.

Prepare cuatro platos y vierta 2 onzas de salsa verde en cada plato. Sirva un filete de salmón, y decore con una cucharada de salsa de frutas. Decore con un casco de limón fresco y sirva.

	Porción	Calorías	Grasa Total	Carbs	Fibra	Azúcares	Proteína	Nivel Antioxidante
salmón con las dos salsas		259	30.8 gr	10.3 gr	8.2 gr	8.8 gr	45.3 gr	3
salmón	6 onzas	349	17.8 gr	0 gr	0 gr	0 gr	43.2 gr	1
salsa verde	½ taza	103	8.3 gr	5.5 gr	4.4 gr	0.9 gr	1.5 gr	3
salsa de tomatillo y piña	1 taza	77	4.7 gr	4.8 gr	3.8 gr	7.9 gr	0.6 gr	2

Pechuga de pollo con cilantro, papas rociadas con chipotle a la parrilla y hojas de mostaza— Almuerzo

CHEF: SUE TORRES

4 PORCIONES

LOS ALIMENTOS LATINOS

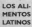

Lo más agradable de este pollo con cilantro —aparte de su increíble sabor— es la textura: Las semillas le dan una deliciosa capa crocante que contrasta divinamente con la carne tierna del pollo. El esmero de la chef Sue Torres, para contrastar los sabores y colores, hace que este plato sea una maravillosa presentación. Y si tiene poco de pollo que le haya sobrado, podrá preparar un fabuloso sándwich con pan italiano fresco, utilizando el maravilloso pesto de cilantro de la Chef (página 000) y unas cuantas rodajas de tomate. Por supuesto, las papas a la parrilla también son fenomenales. Esta receta tiene dos alimentos claves: chiles (chipotle) y ajo. También contiene pollo y hojas de mostaza (o espinaca).

PAPAS

1 cucharada de mantequilla sin sal

2 cucharadas de puré de chipotle (una lata de 7 onzas de chipotles adobados en salsa; prepare el puré en una licuadora)

6 papas Yukon Gold en rodajas de ¼ de pulgada

3 cucharadas de aceite de oliva

POLLO

sal de mar o sal Kosher y pimienta

6 mitades de pechuga de pollo de granja (3 libras)

¼ de taza de semillas frescas de cilantro (un molino de café es perfecto para esto)

aceite de canola o de girasol para lubricar la sartén

VEGETALES

- 2 manojos de hojas de mostaza (1½ libras) sin ramas ni tallos, partidas a la mitad (también puede usar espinaca fresca)

- ¼ de taza de aceite de oliva

2 dientes de ajo picados

½ taza de agua

½ cucharadita de sal o al gusto

Para preparar las papas, caliente la parrilla a fuego medio. Derrita la mantequilla y mezcle en un tazón con el puré de chipotle. Coloque las papas en una sartén y rocíe el aceite de oliva. Cocine 5 minutos por cada lado, hasta que estén blandas. Viértalas en un tazón con la mezcla de chipotle y revuelva bien. Cubra y deje a un lado. Deje enfriar y corte en cubos de 1/4 de pulgada (Nota: También puede hervirlas con un poco de aceite, y usar la mezcla de chipotle como se indicó anteriormente).

Para preparar el pollo, rocíe sal y pimienta en cada una de las mitades de pechuga.

Rocíe el cilantro en un plato. Cubra uniformemente las mitades de pechuga por ambos lados. Caliente una sartén mediana para saltear a fuego alto. Vierta el aceite y cocine hasta que esté caliente pero no humeante. Agregue el pollo y dore durante 4 minutos por cada lado. Retire del fuego y siga cocinando unos 20 minutos, hasta que estén doraditas por fuera y no muy rosadas en el centro. Cubra con papel de aluminio para que se conserven calientes mientras prepara las hojas de mostaza.

Nota: Si va a utilizar hojas de mostaza, hierva en agua con sal durante 2 minutos. Parta y coloque inmediatamente en agua fría. Si está usando espinaca —o después de limpiar las hojas de mostaza— caliente a fuego medio en una sartén. Agregue aceite hasta que esté caliente pero no humeante. Añada el ajo y revuelva. Vierta la mitad de los frijoles y revuelva. Incorpore el aceite y la otra mitad de las hojas de mostaza restante. Agregue agua y sal. Cubra y cocine por 5 minutos, revolviendo ocasionalmente, hasta que las hojas estén tiernas y la mayoría del líquido se haya evaporado. Pruebe y sazone a su gusto.

Para servir, comience con las papas en la mitad del plato, luego coloque las hojas en la base (como una especie de cara sonriente). A Sue le gusta cortar las pechugas en filetes de 1/4 de pulgada de grosor, y colocarlas sobre el plato en un semicírculo sobre las hojas de mostaza, para que tengan un poco de altura y profundidad.

Información nutricional por porción para una persona

	Porción	Calorías	Grasa Total	Carbs	Fibra	Azúcares	Proteína	Nivel Antioxidante
6 onzas de pollo, ½ taza de hojas de mostaza y 1 taza de papas		600.5	24.2 gr	37 gr	3.8 gr	39 gr	57.7 gr	4
papas con chipotle	1 taza	222	8.5 gr	34.6 gr	2.4 gr	2.6 gr	3 gr	4
hojas de mostaza o espinaca	½ taza	97.5	9.6 gr	2.4 gr	1.5 gr	0.3 gr	1.8 gr	3

Pargo rojo dorado con salsa de toronja y aguacate—Cena

CHEF: DAISY MARTÍNEZ

● ●

**LOS ALI-
MENTOS
LATINOS**

Perfecto para un día de verano —o para evocar sabores de verano en un día invernal— este plato, con el balance del cítrico y la salsa de agua- cate, funciona muy bien gracias al sabor tierno del pargo rojo. A Daisy, cuyas influencias culinarias provienen en gran parte de sus abuelitos puertorriqueños, le gusta servir este plato con arroz amarillo o con una ensalada verde. Los aguacates y el cilantro son los dos alimentos claves de esta receta; la cebolla y el pargo rojo están en las categorías de los alimentos energéticos.

2 toronjas grandes partidas

1 cebolla roja pequeña picada

1 chile jalapeño picado

1 cucharadita de aceite de oliva

1 limón jugoso

4 filetes de pargo rojo de 6 onzas

sal y pimienta fresca

1 cucharadita de aceite de canola

2 aguacates Haas pelados y en cubitos de ¼ de pulgada

¼ de taza de hojas de cilantro fresco picado

Corte la toronja en cubitos y mezcle con la cebolla roja y el jalapeño. Rocíe con aceite de oliva y jugo de limón. Guarde en el refrigerador.

Sazone los filetes con sal y pimienta. Rocíe el aceite de canola en la base de una sartén y encienda a fuego medio. Vierta los filetes con la piel hacia abajo y cocine de 3 a 4 minutos, hasta que la piel esté crujiente. Déle vuelta al pescado y cocine otro par de minutos, hasta que esté cru- jiente.

Saque la salsa del refrigerador, agregue el aguacate y el cilantro, re- vuelva y pruebe. Vierta 2 onzas de salsa en cada plato con un cucharón. Sirva el filete encima.

	Porción	Calorías	Grasa Total	Carbs	Fibra	Azúcares	Proteína	Nivel Antioxidante
6 onzas de pargo rojo con 1 taza de salsa		301	13.5 gr	14.6 gr	5.6 gr	8.2 gr	32 gr	3
pargo rojo dorado a la sartén	6 onzas	152	2.7 gr	0	0	0	30 gr	1
salsa de toronja y aguacate	1 taza	149	10.8 gr	14.6 gr	5.6 gr	8.2 gr	2 gr	3
arroz amarillo	1 taza	190	0	43 gr	0.5 gr	0.5 gr	4 gr	1
ensalada verde	1 taza	46	0	9 gr	4 gr	0	3 gr	2

Ensalada Xiomara—Cena

CHEF: XIOMARA ARDOLINA

● ●

LOS ALI-MENTOS LATINOS

Esta ensalada deliciosa y espléndida se puede adaptar fácilmente para quienes no consuman carne, marinando media hora los garbanzos (o más) con el fabuloso estilo cubano de Xiomara. Si va a usar pavo, tendrá que prepararlo desde el día anterior. Esta receta contiene dos de mis alimentos claves: Ajo y aguacate. También incluye limón, pavo, cebolla, rábano y tomates.

MARINADA

2 tazas de jugo fresco de naranja

2 tazas de jugo fresco de limón

1 cucharada de orégano

1 cucharada de ajo picado

2 hojas de laurel

sal y pimienta al gusto

1 pechuga de pollo campesino (12 onzas)

ENSALADA

2 puñados de vegetales verdes

2 puñados de frisee amarilla (o verde)

¼ de taza de cebolla roja en rodajas delgadas

¼ de taza de pepinos en rodajas

¼ de taza de rábano en rodajas delgadas

8 tomates pera partidos a la mitad

1½ cucharadas de jugo de limón fresco

1½ cucharadas de aceite de oliva

½ taza de aguacate en cubos

sal y pimienta negra al gusto

½ taza de garbanzos

Para preparar la marinada, bata el jugo de naranja, el jugo de limón, el orégano y el ajo. Incorpore las hojas de laurel, pruebe y sazone con sal y pimienta. Vierta la mezcla sobre la pechuga de pavo. Conserve toda la noche en el refrigerador en un recipiente sellado.

Precaliente el horno a 350° F. Introduzca la pechuga de pavo con la marinada en un recipiente resistente al horno. Hornee 45 minutos sin tapar, rociando con mantequilla cada 20 minutos hasta que esté cocinado (revise con frecuencia para que no se queme). Enfríe y agregue la ensalada (ver abajo), o cubra y guarde en el refrigerador un máximo de 2 días.

Corte las pechugas de pavo en trozos. Mezcle con los vegetales, la frisee, las cebollas, los pepinos, el rábano y los tomates. Revuelva y agregue el jugo de limón y el aceite de oliva. Añada el aguacate, la sal y la pimienta y decore la ensalada con los garbanzos. Sirva de inmediato.

Información nutricional por porción para una persona

	Porción	Calorías	Grasa Total	Carbs	Fibra	Azúcares	Proteína	Nivel Antioxidante
ensalada Xiomara con 6 onzas de pavo ⅛ de taza y queso rallado encima		550	30.4 gr	11.6 gr	11.4 gr	0.8 gr	59.4 gr	1
ensalada Xiomara con una taza de garbanzos sin queso		470	19.6 gr	64.1 gr	18.3 gr	0.8 gr	14.2 gr	1
⅛ de taza de queso gorgonzola o cabrales		98	8 gr	1.8 gr	0.4 gr	0 gr	6.2 gr	1

Hummus con especias—Refrigerio

CHEF: MICHELLE BERNSTEIN

RINDE 2 TAZAS APROX.

LOS ALI-
MENTOS
LATINOS

Este refrigerio tan sencillo, especiado y lleno de energías, es fácil de preparar. Puede conservar y llevarlo al trabajo en un recipiente pequeño. Aunque es originario del Medio Oriente, la chef Michelle Bernstein lo sirve como complemento de muchos de sus platos latinos. Recomienda disfrutarlo con zanahoria fresca o pan pita. Este plato contiene garbanzos y ajo, dos alimentos claves.

- 1 lata de garbanzos de 14 onzas sin agua
- 1 diente de ajo pelado y picado
- ¼ de taza de jugo de limón exprimido
- ½ taza de pasta de tahine
- 1 cucharadita de pimientos Cayena
- ¼ de cucharadita de jengibre

- ¼ de cucharadita de comino
- ¼ de taza de agua
- 2 cucharadas de aceite de oliva extra virgen
- 1 taza de chalotes partidos en rodajas
- sal kosher y pimienta negra al gusto

Mezcle los garbanzos, el ajo, el jugo de limón, la pasta tahini y las especias en un procesador de alimentos con cuchilla metálica. Agregue el agua y el aceite hasta que adquiera una textura suave. Añada los chalotes y sazone con sal y pimienta. Refrigere una hora en un recipiente hermético, o conserve por un máximo de cinco días.

Información nutricional por porción para una persona

	Porción	Calorías	Grasa Total	Carbs	Fibra	Azúcares	Proteína	Nivel Antioxidante
½ taza de hummus con especias		218	10.6 gr	24.7 gr	4.9 gr	0.6 gr	6 gr	1
zanahorias	1 taza	52	0	12.3 gr	3.5 gr	5.8 gr	1.2 gr	3
pan pita	1 taza	130	5 gr	19 gr	2 gr	0.5 gr	3 gr	1

Espinacas—Refrigerio

CHEF: ZARELA MARTÍNEZ

2 A 4 PORCIONES

**LOS ALI-
MENTOS
LATINOS**

Durante su infancia, la chef Zarela Martínez disfrutaba este vegetal frondoso. (En México se le llama quelites a los vegetales salteados). Este plato tan sencillo, delicioso y liviano, rociado con jalapeño, es un refrigerio fabuloso en la tarde o un maravilloso plato adicional. Puede agregar frijoles cocinados (negros, garbanzos o sus favoritos) y convertir este refrigerio en una comida. Esta receta tiene dos alimentos claves: chile jalapeño y cilantro. También incluye tomates y espinacas.

- 2 a 3 cucharadas de aceite vegetal
- 1 tomate mediano picado en trozos gruesos
- 3 chalotes finamente picados
- 1 diente de ajo pelado y picado
- 1 chile jalapeño (o más), finamente picado
- 2 cucharadas de cilantro fresco picado
- 1 manojo de espinacas con tallos (2 paquetes de 10 onzas o 2 tazas empacadas), lavadas
- sal al gusto

Caliente aceite a fuego alto en una sartén grande hasta que una gota de agua salpique al contacto. Agregue los tomates picados, los chalotes, el ajo, el jalapeño y el cilantro. Saltee rápidamente por 30 segundos. Añada puñados de espinaca y revuelva para esparcir. Cocine la espinaca sin cubrirla por 3 minutos hasta que se oscurezca. Agregue sal al gusto y sirva.

Información nutricional por porción para una persona

	Porción	Calorías	Grasa Total	Carbs	Fibra	Azúcares	Proteína	Nivel Antioxidante
espinacas	1 taza	160	11 gr	8 gr	6 gr	2 gr	4 gr	3
1 taza de espinacas con 1 taza de frijoles negros		379	12.5 gr	45.1 gr	21.8 gr	2 gr	18 gr	4

Batido de mango y guanábana (Malteada)— Refrigerio

CHEF: DAISY MARTÍNEZ   DE 2 A 4 PORCIONES (RINDE 4 TAZAS)

• •

Los batidos (o sorbetes) tienen muchas presentaciones en el continente americano. Este combina los sabores tropicales de la guanábana y el mango, con nuestras muy familiares —y deliciosas— fresas. La elección de la chef Daisy Martínez seguramente le dejará un sabor dulce en su boca y paladar. El mango está en una de las categorías de los alimentos claves.

½ taza de hielo picado

1½ tazas o 1 lata de 12 onzas de néctar de guanábana (disponible en mercados latinos, en los grandes supermercados o en Internet)

2 bolas de sorbete de mango

½ taza de leche descremada

4 fresas sin hojas

Vierta el hielo picado y el néctar en una licuadora y pulse varias veces. Agregue el mango, la leche, las fresas y bata por completo. Sirva inmediatamente en vasos grandes. Puede refrigerar los vasos antes de servir.

Información nutricional por porción para una persona

	Porción	Calorías	Grasa Total	Carbs	Fibra	Azúcares	Proteína	Nivel Antioxidante
batido de mango y guanábana	1 taza	230	1 gr	72 gr	2 gr	70 gr	0 gr	2

RESUMEN DEL SEGUNDO PASO

En este punto, usted se debe sentir (y lucir) mucho mejor que hace seis semanas. Probablemente ya ha perdido de 12 a 18 libras y la grasa de su cuerpo ha disminuido entre el 8 y el 10 por ciento, por lo cual se debe sentir mucho más liviana y complacida. También debe sentir mucha confianza, gracias al cambio en su estilo de vida, una decisión consciente que requirió algunos cambios significativos, los cuales han demostrado que valieron la pena.

¿Qué le deparará el futuro? Si la Super Dieta Latina le ha servido para alcanzar su peso y talla ideales, debe continuar con ella. Siga consumiendo los alimentos latinos claves y lea mis sugerencias en la siguiente sección para mantener su peso. Si aún tiene que bajar muchas libras, debe continuar con el Segundo Paso (utilizando las recetas del Primer y del Segundo Paso, y las que usted ha creado utilizando los siete alimentos latinos) hasta alcanzar su peso deseado. Incremente también su actividad física entre treinta y noventa minutos, por lo menos tres veces por semana. Esta rutina, complementada con la dieta, le ayudará a perder más libras. También le sugeriría que se hiciera un chequeo médico. Esto es importante para que vea cómo está en términos fisiológicos y sepa cuántas libras más quiere perder.

Recuerde, no se castigue si ocasionalmente pierde el control, y se come por ejemplo una porción de pastel de chocolate en la fiesta de cumpleaños de su sobrino. Disfrútelo, encamínese de nuevo, y permanezca concentrada hasta lograr ese cuerpo más delgado y más saludable con el que ha estado soñando. Usted y yo sabemos que puede hacerlo.

Tercer Paso: Semana siete y siguientes

Cuando termine el Primer y el Segundo Paso, usted debe tener varias libras menos y sentirse completamente orgullosa de todos sus logros.

Pero aún no ha terminado. Para mantener el peso perdido, necesita seguir el Tercer Paso, al que denomino la fase estabilizadora.

Mientras que el Primer y el Segundo Paso se concentraban en bajar de peso, en el Tercer Paso se trata de continuar con el saludable estilo de vida que ha aprendido en las seis semanas anteriores, y hacer que se esto convierta en algo natural. Descubrirá que las recetas del Tercer Paso son mucho más variadas y menos restrictivas. Además, he incluido dos recetas con carne para el almuerzo, porque a fin de cuentas, ¿quién quiere vivir sin comer carne? La clave del Tercer Paso ya no es el consumo de calorías (verá que este paso es menos rígido que los dos anteriores), sino la variedad de ingredientes.

Cuando llegue a esta tercera y última fase de la dieta, debe haber alcanzado sus objetivos para bajar de peso, mientras que el del Tercer Paso es mantenerlo. A diferencia de la mayoría de las dietas en las que todo el peso que se ha perdido se recupera después de terminarla, la Super Dieta Latina le ayudará a evitar esto, implementando un estilo de vida que podrá seguir durante muchos años.

Los siete alimentos latinos

tomatillos

garbanzos

aguacate

ajo

canela

chiles

cilantro

Huevos campesinos con salsa de pimientos rojos—Desayuno

CHEF: XIOMARA ARDOLINA

● ●

LOS ALI-
MENTOS
LATINOS

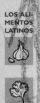

La versión de Xiomara de este clásico desayuno latinoamericano (el cual varía dependiendo de la región y del cocinero) combina elementos de su Cuba nativa con un toque europeo en esta salsa de pimientos rojos y queso manchego, creando un magnífico balance de sabor, textura y color. Este desayuno incluye dos alimentos claves: Ajo y culantro (o cilantro). También tiene pimientos rojos, frijoles y cebolla.

SALSA DE PIMIENTOS ROJOS

2 pimientos rojos grandes asados con cáscara y cortados en rodajas gruesas

2 onzas de queso de cabra

1 pizca de ajo picado

4 hojas de albahaca

sal y pimienta al gusto

1 tortilla pequeña de harina de trigo integral

½ taza de frijoles cocinados

½ taza de camarones medianos, pelados y desvenados

2 cucharaditas de pimientos rojos en trocitos

2 cucharaditas de pimientos amarillos en trocitos

2 cucharaditas de cebolla española en trocitos

1 cucharadita de ajo picado

1 cucharadita de culantro o cilantro fresco picado

½ cucharadita de mantequilla sin sal

2 huevos ligeramente batidos

3 tajadas delgadas de queso manchego

Para preparar la salsa de pimientos rojos, vierta el pimiento asado, el queso de cabra, el ajo y la albahaca en una licuadora. Mezcle bien, sazone al gusto y deje a un lado.

Caliente la tortilla (puede hacerlo en un calentador de tortilla, en el horno tostador a temperatura baja si la tortilla tiene aceite, o en una sartén, agitando continuamente). Envuelva en una toalla de papel hasta el momento de utilizarla. Caliente los frijoles en una olla pequeña y deje a un lado.

En una sartén mediana, saltee los camarones a fuego medio con el pimiento, la cebolla y el ajo por 5 minutos, hasta que adquieran un color rosado y los vegetales estén tiernos. Agregue el culantro.

Para preparar los huevos, derrita la mantequilla en una sartén pequeña a fuego medio. Incorpore los huevos, la sal y la pimienta. Deje al fuego durante 30 segundos y revuelva, usando una espátula o una cuchara de madera (según prefiera los huevos revueltos). Cocine durante 1½ minutos adicionales, hasta que estén listos. Retire del fuego.

Para servir, coloque la tortilla a un lado. Cubra con una capa de frijoles y luego vierta los camarones con cebolla y pimiento. Agregue los huevos y cubra con tajadas de queso manchego. Corte la tortilla a la mitad con un cuchillo afilado y sirva con una espátula. Decore con la salsa de pimiento. Sirva de inmediato.

Información nutricional por porción para una persona

	Porción	Calorías	Grasa Total	Carbs	Fibra	Azúcares	Proteína	Nivel Antioxidante
huevos y salsa		422	20.4 gr	27.6 gr	12.5 gr	3.2 gr	24.8 gr	3
salsa de pimiento rojo		70	4 gr	7.6 gr	3.5 gr	2.7 gr	3.8 gr	3
huevos campesinos		352	16.4 gr	20 gr	9 gr	0.5 gr	21 gr	1

Migas al estilo mexicano—Desayuno

CHEF: SUE TORRES

LOS ALI-
MENTOS
LATINOS

Esta magnífica y deliciosa versión del tradicional desayuno mexicano es perfecta para la primera comida del día, o para un brunch. Quienes no consumen carne pueden disfrutarlo sin el chorizo. Este plato ofrece dos de mis alimentos claves, los chiles (chipotle) y el cilantro, así como huevos y tomates.

JUGO DE TOMATE

2½ tazas de tomates pera o de los mejores disponibles, picados en dados gruesos

½ taza de cebolla blanca o española (utilizada con frecuencia en México), cortada en trozos grandes

1 cucharada de ajo picados en trozos

2 chipotles en adobo

1 cucharada de sal

1 pizca de pimienta

4 cucharadas de aceite de girasol (o el que guste)

2 chorizos mexicanos o españoles sin la cubierta, picados en dados grandes

8 huevos ligeramente batidos

20 nachos de tortilla de maíz, preferiblemente hecha en casa

cilantro fresco para decorar

*P*ara preparar el jugo de tomate, vierta un poco en la licuadora y pulse para crear una base líquida. Agregue el tomate restante, la cebolla, el ajo, los chipotles, la sal y la pimienta. Haga un puré. Deje a un lado hasta que el resto de la comida esté lista (o puede prepararlo antes y calentar el jugo justo antes de servir, como se describe más abajo).

Para cocinar los chorizos, caliente una sartén de acero inoxidable de tamaño mediano a fuego medio. Agregue 2 cucharadas de aceite. Añada el chorizo y cocine revolviendo con frecuencia durante 10 minutos, hasta que el chorizo esté dorado y bien cocinado. Incorpore los huevos, y haga lo mismo con los nachos de tortilla de maíz 1 minuto o 90 segundos después. Utilice una cuchara de madera para revolver. Cocine por 3 minutos, hasta que todo esté listo. Retire del fuego.

Para la salsa, caliente a fuego medio una sartén de acero inoxidable de tamaño mediano. Agregue 2 cucharadas de aceite, añada el jugo para dorar la salsa y sazone. Revuelva con frecuencia por 5 minutos, hasta que esté lista (o por más tiempo si no está muy caliente). Prepare cuatro platos y vierta 2 onzas de salsa en cada plato. Agregue la mezcla de huevos encima y rocíe cilantro. Sirva de inmediato.

Información nutricional por porción para una persona

	Porción	Calorías	Grasa Total	Carbs	Fibra	Azúcares	Proteína	Nivel Antioxidante
huevo, chorizo y salsa en		565	41 gr	27.6 gr	6.3. gr	0 gr	24.6 gr	3
salsa de tomate	taza	40	0 gr	8 gr	4 gr	0 gr	4 gr	3
2 huevos y ½ chorizo		525	41 gr	19.6 gr	2.3 gr	0 gr	20.6 gr	1
2 huevos sin chorizo		250	26 gr	10 gr	1.5	0 gr	12.2 gr	1

Risotto primavera con quinua—Almuerzo

CHEF: DAISY MARTÍNEZ

LOS ALIMENTOS LATINOS *Esta variación de Daisy del clásico italiano contiene un tradicional y poderoso alimento latino que data de los antiguos Incas: la quinua (ver más información abajo). Este risotto es un almuerzo perfecto, y puede ser también un acompañante —sin el chorizo de pavo— para pescado o pollo a la parrilla. Esta receta incluye dos alimentos claves: Quinua y ajo, además de cebolla, pavo y frijoles.*

2 cucharadas de aceite de oliva

1 diente de ajo picado

½ taza de cebolla española en trocitos

1½ taza de chorizo de pavo con especias

1 taza de quinua

1 taza de leche descremada

1 taza de caldo de pollo orgánico o preparado en casa

1 hoja de laurel

½ taza de habas

½ taza de champiñones picados

1 manojo de rúgula, bien lavada, en julianas de 2 pulgadas

Sal y pimienta fresca al gusto

¼ de taza de queso manchego rallado

Caliente el aceite de oliva a fuego medio en una sartén mediana hasta que esté caliente pero no humeante. Agregue el ajo y la cebolla picados. Cocine revolviendo con frecuencia hasta que estén suaves y transparentes. Añada la salsa y cocine por 3 minutos hasta que esté ligeramente dorada. Agregue la quinua y revuelva constantemente por 3 minutos hasta que esté ligeramente tostada. Incorpore lentamente la leche descremada y el caldo de pollo cuando comiencen a crujir los granos de quinua y se vean opacos, y cocine por 10 minutos; agregue la hoja de laurel, las habas y los champiñones. Cocine 10 minutos más, hasta que adquiera una consistencia espesa.

Apague el fuego, agregue la rúgula, revuelva y tape. Deje reposar 3 o 4 minutos. Rectifique la sal y pimienta, agregue el queso y sirva.

La quinua, un antiguo alimento clave de los Incas, probablemente es un ingrediente poco familiar para usted, por lo cual quiero mencionar sus fabulosas propiedades. La quinua se ha cultivado durante más de cinco mil años. Es el cereal que contiene la mayor cantidad de proteínas; también es rico en minerales como hierro y calcio, así como en vitamina B. Es una excelente fuente de energía debido a su alto contenido de fibra y a su composición de carbohidratos complejos, la cual tiene muy bajo contenido de azúcares simples. Aún es considerado un alimento sagrado para los andinos, gracias a sus propiedades para fortalecer el cuerpo. Consumir cereales enteros —como la quinua— eliminará sus ansias de azúcar, ya que su cuerpo obtendrá los carbohidratos que necesita de esta gran fuente.

Información nutricional por porción para una persona

	Porción	Calorías	Grasa Total	Carbs	Fibra	Azúcares	Proteína	Nivel Antioxidante
1 taza de Risotto Primavera con quinua aderezado con una cucharada de queso manchego	504	28.5 gr	26.3 gr	2 gr	2.9 gr	38.4 gr	1	
1 taza de Risotto Primavera con quinua sin queso	384	18.5 gr	26.3 gr	2 gr	2.9 gr	30.5 gr	1	
1 cucharada de queso manchego	120	10 gr	0 gr	0 gr	0 gr	7.9 gr	1	

Ensalada de girasol—Almuerzo

CHEF: ZARELA MARTÍNEZ   4 PORCIONES

Esta sabrosa y linda ensalada combina los grandes sabores del pollo hervido, el chipotle ahumado y el mango dulce. También es completamente adaptable, y sé que lo descubrirá (ver nota abajo). Para una versión sin carne utilice sus vegetales favoritos y mézclelos con la vinagreta de mango y/o jícama. El ajo y los chipotles (chiles) son los alimentos claves de esta receta, y el pollo está en las categorías de alimentos energéticos.

- ½ taza (o al gusto) de pasta de chipotle (ver receta abajo)
- 2 pechugas grandes de pollo deshuesadas y con piel
- 2 a 4 cucharadas de aceite vegetal, o según la necesidad
- 1 mango grande (de una libra aproximadamente) pelado y en tajadas
- 2 tazas de vinagreta de chipotle (siga la receta)

Prepare la pasta de chipotle que aparece en la página 145. Precaliente el horno. Unte la pasta de chipotle en ambos lados de las pechugas con una brocha; vierta un poco de aceite en la pasta de chipotle con la misma brocha. Introduzca las pechugas en el horno con la piel hacia arriba por 4 minutos, hasta que se doren. Déles vuelta y hornee otros 4 minutos. Apague, reduzca a 400° F y hornee el pollo 10 minutos adicionales, hasta que esté listo. Deje reposar durante 10 minutos para que absorba las salsas. Retire la piel y corte en filetes.

Mezcle las tajadas de mango con la vinagreta de chipotle (ver receta abajo). Retire con tenazas o cucharón, dejando que escurran dentro del tazón. Sirva las tajadas de mango al estilo girasol en cuatro platos. Sumerja las pechugas de pollo en la vinagreta y sirva en el centro de los platos.

Nota: La chef Zarela Martínez, dice que también se puede utilizar jícama. Sólo tiene que pelarla y cortarla en julianas o cubitos. Después de filetear el pollo, sumerja la jícama en la vinagreta de chipotle y retire con un cucharón, dejando que el líquido caiga al tazón. Coloque la jícama en el centro de los platos. Sirva los filetes de pollo sobre la jícama.

VINAGRETA DE CHIPOTLE

Éste es un aderezo ideal para experimentar. Es fabuloso con una ensalada de pato a la parrilla o con cualquier ensalada verde.

½ taza de vinagre de vino tinto

1 cucharadita de ajo picado

1 cucharadita de orégano mexicano

3 latas de chiles chipotle en adobo picados (o una menor cantidad para un sabor más suave)

sal y pimienta negra fresca

1½ tazas de aceite de oliva

Mezcle el vinagre, el ajo, el orégano, los chipotles, la sal y la pimienta en un tazón mediano. Agregue lentamente el aceite de oliva y revuelva bien.

PASTA DE CHIPOTLE

1 lata de 8 onzas de chiles chipotles en adobo

4 o 5 dientes de ajo picados (2 cucharadas)

1 cucharada de orégano mexicano seco

2 cucharadas de aceite de oliva

Vierta los chipotles y su salsa en una licuadora o procesador de alimentos con cuchilla metálica. Bata por 1 minuto hasta formar un puré. Agregue el ajo, el orégano, el aceite de oliva y pulse hasta que todo esté mezclado pero en trozos. Sirva o guarde en el refrigerador por un máximo de tres semanas en un recipiente hermético.

	Porción	Calorías	Grasa Total	Carbs	Fibra	Azúcares	Proteína	Nivel Antioxidante
Ensalada de Girasol con 6 onzas de pollo con piel, con ½ taza de mango, Pasta Chipotle y Vinagreta, con una cucharada de aceite por porción	520	28.6 gr	14 gr	2.1 gr	12.6 gr	44.6 gr	2
2 cucharadas de Vinagreta	240	26 gr	2 gr	0 gr	0.5 gr	0 gr	1
Ensalada de Girasol sin Vinagreta	400	15.6 gr	13 gr	2.1 gr	12.3 gr	44.6 gr	1
Ensalada de Girasol con una taza de habas en vez de pollo, incluyendo la pasta y la vinagreta	225	13 gr	24 gr	5.4 gr	14.7 gr	4.7 gr	3

Nota: La pasta de chipotle le agrega una cantidad insignificante de calorías, carbohidratos, proteínas, fibra y grasa.

Churrasco (Filete adobado)—Cena

CHEF: XIOMARA ARDOLINA   4 PORCIONES

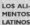

LOS ALI-
MENTOS
LATINOS

Fácil de preparar a la parrilla, el churrasco se encuentra en todo el continente americano. Al igual que la mayoría de las carnes, puede quedar duro si no se cocina apropiadamente. Si lo marina como sugiere la chef Xiomara, tendrá un sabor suave y delicioso, sin agregar demasiada grasa. La Chef Ardolina recomienda servir este plato con una ensalada verde y un puré de papas con queso azul. Esta receta contiene dos de mis alimentos claves, el ajo y el cilantro (o culantro), además de cebolla, maíz y carne magra de res.

MARINADA

1 cebolla grande pelada y cortada en trozos

1 manojo de cilantro fresco lavado y cortado grueso

1 taza de aceite vegetal

MEZCLA DE VEGETALES

1 cucharada de aceite vegetal

1 taza de cebollas picadas

1 cucharada de ajo picado

1 cucharada de culantro fresco (o cilantro)

½ taza de champiñones porcini picados (remojados y picados si son secos)

½ taza de maíz en grano (a la parrilla, o dorar en una sartén)

2 tazas de caldo de pollo orgánico o preparado en casa

1 cucharada de huitlacoche

½ cucharada de mantequilla sin sal

sal y pimienta al gusto

4 filetes de carne de 8 onzas

Mezcle la cebolla y el cilantro en un procesador de alimentos con cuchilla metálica. Agregue lentamente el aceite. Vierta la mezcla con la carne en un tazón y cubra (también puede guardarla en una bolsa sellable). Refrigere durante 10 minutos o un día cuando más.

Para preparar los vegetales, caliente a fuego medio una cucharada de aceite vegetal en una sartén para freír. Agregue la cebolla, el ajo, el culantro y los champiñones y saltee, revolviendo con frecuencia por 3 minutos, hasta que la cebolla se vuelva transparente. Añada el maíz, luego la mezcla del caldo y el huitlacoche y deje hervir 8 minutos a fuego lento, hasta que la mezcla tenga una consistencia intermedia (ni muy espesa ni muy líquida). Incorpore la mantequilla y sazone al gusto.

Para hacer la carne, precaliente la parrilla a fuego medio. Coloque los filetes en la parrilla durante 5 minutos por cada lado, o como usted prefiera. Retire del calor y deje reposar de 5 a 10 minutos para que absorban las salsas. Corte cada filete en 3 ó 4 pedazos transversales. Coloque en platos individuales con los vegetales salteados. Sirva de inmediato.

Información nutricional por porción para una persona

	Porción	Calorías	Grasa Total	Carbs	Fibra	Azúcares	Proteína	Nivel Antioxidante
6 onzas de filete con ¼ de taza de marinada y ¼ de taza de vegetales		890	65 gr	10 gr	1 gr	2 gr	48 gr	1
puré de papas	1 taza	237	9 gr	35 gr	3 gr	4 gr	4 gr	2
queso azul	½ taza	119	10 gr	1 gr	0	0	7 gr	1
ensalada verde	2 tazas	46	0	9 gr	4 gr	0	3 gr	2

Bistec empanizado con especias y cítricos—Cena

CHEF: XIOMARA ARDOLINA

6 PORCIONES

● ●

LOS ALI-MENTOS LATINOS

Espectacular con o sin migas de pan japonés. La chef Xiomara Ardolina recomienda servir el bistec con frijoles, arroz blanco y una ensalada verde. Esta receta contiene ajo, un alimento clave latino, además de limón y carne magra de res.

½ taza de jugo fresco de limón

½ taza de jugo fresco de naranja

1 cucharadita de orégano fresco

1 cucharadita de comino

1 cucharadita de ajo picado

sal y pimienta al gusto

6 pedazos de bistec de solomillo

2 huevos batidos

3 tazas de panko (migas de pan japonés)

1 cucharada de aceite de canola o aceite de oliva (o más si es necesario)

6 cascos de limón (uno por filete)

½ taza de hojas de perejil fresco picado

Mezcle los jugos cítricos, el orégano, el comino y el ajo en un plato grande de cerámica o Pyrex. Agregue sal y pimienta y revuelva bien. Incorpore los filetes y mezcle para que la carne quede bien cubierta con los cítricos. Cubra y refrigere de 10 minutos a un par de horas.

Para preparar la carne, retire del adobado con tenazas y sirva en un plato. Vierta los huevos en otro. Haga lo mismo con las migajas de pan. Tome un filete y sumerja en los huevos. Escurra y pase por las migajas de pan, asegurándose que la carne quede bien cubierta por ambos lados. Coloque sobre un plato. Repita el procedimiento con los filetes restantes.

Caliente el aceite en una sartén a fuego medio. Cocine las carnes hasta que estén doradas y a su gusto. Decore con limón y perejil, y sirva.

	Porción	Calorías	Grasa Total	Carbs	Fibra	Azúcares	Proteína	Nivel Antioxidante
6 onzas de filete adobado y apanado		607	17 gr	46 gr	2.6 gr	3.5 gr	44.3 gr	1
frijoles y arroz	1 taza	340	10 gr	33 gr	16 gr	2 gr	7 gr	2
ensalada	2 tazas	46	0	9 gr	4 gr	0	3 gr	2

Vegetales a la parrilla con pesto de cilantro

CHEF: SUE TORRES

● ●

LOS ALI-MENTOS LATINOS

Esta receta realmente contiene tres en una: El fabuloso pesto de cilantro (maravilloso sobre tomates frescos y pollo a la parrilla); el pico de gallo —otra salsa fácilmente adaptable—; y por supuesto, los vegetales a la parrilla. Como dice la chef Sue Torres, éste es realmente un refrigerio a base de sobras. En otras palabras, se puede servir como almuerzo y al día siguiente como refrigerio. Esta receta contiene tres alimentos claves: Chiles, cilantro y ajo, además de piñones, cebolla, tomate y limón.

PESTO DE CILANTRO

1 taza de hojas picadas de cilantro fresco con los tallos

1 diente de ajo finamente picado

1 taza de aceite

⅛ de taza de piñones tostados

2 cucharadas de sal o al gusto

PICO DE GALLO

2 tazas de tomates en cubitos de ¼ de pulgada

1 taza de cebolla blanca (o española) en cubitos de ¼ de pulgada

2 ó 3 chiles serranos con tallos y en cubitos

⅓ de taza de jugo fresco de limón

2 cucharadas de cilantro fresco picado

1 cucharadita de sal o al gusto

VEGETALES A LA PARRILLA

1 cucharadita de sal

1 cucharadita de pimienta negra

1 chile serrano en rodajas
de ⅛ de pulgada

2 calabacines (zucchinis) verdes,
cortados en tajadas delgadas de ¼ de
pulgada en sentido transversal (para
que no se caigan por los orificios de
la parrilla)

2 calabacines (zucchinis) amarillos,
cortados en tajadas delgadas
de ¼ de pulgada en sentido transversal

2 chayotes mexicanos, en tajadas
de ¼ de pulgada y despepitado
(o puede dejar que la semilla se
desprenda mientras se asa en la parrilla)

1 cucharadita de ajo picado

4 a 6 ramitas de cilantro para adornar

*P*ara preparar el pesto, vierta el cilantro, el ajo, y ⅓ de taza del aceite en una licuadora. Pulse varias veces hasta formar un puré. Agregue los piñones y vierta lentamente ¼ de taza de aceite. Agregue sal y deje a un lado, o cubra y guarde en un recipiente hermético en el refrigerador por un máximo de tres días.

Para preparar el pico de gallo, mezcle todos los ingredientes en un tazón mediano. Cúbralo con plástico y déjelo reposar a temperatura ambiente durante 1 hora. Pruebe y agregue sazón si es necesario. Sirva o guarde en un recipiente hermético en el refrigerador por un máximo de tres días.

Para preparar los vegetales a la parrilla, precaliente el horno a temperatura mediana. Vierta el aceite restante, la sal y la pimienta, y los chiles serranos en un tazón mediano; mezcle bien. Coloque los vegetales en una sartén. Esparza el ajo y la mezcla de chiles y aceite con una brocha por ambos lados. Coloque en la parrilla de 2 a 4 minutos por cada lado hasta que estén marcados (y tiernos).

Corte en tiras horizontales de ⅛ de pulgada. Sirva en los platos. Adorne cada porción con una cucharada de pico de gallo y pequeñas porciones de pesto de cilantro (2 cucharadas por persona). Adorne con una ramita de cilantro y sirva. Los vegetales pueden estar calientes, a temperatura ambiente, o fríos.

Información nutricional por porción para una persona

	Porción	Calorías	Grasa Total	Carbs	Fibra	Azúcares	Proteína	Nivel Antioxidante
vegetales a la parrilla con 2 cucharadas de pesto de cilantro y 1 cucharada de pico de gallo		375	35 gr	14 gr	6 gr	4 gr	9 gr	2
vegetales a la parrilla	1 taza	70	7 gr	8 gr	3 gr	0 gr	2 gr	2
2 cucharadas de pesto de cilantro		300	28 gr	6 gr	2 gr	4 gr	7 gr	2

Nota: El pico de gallo agrega una cantidad insignificante de calorías, carbohidratos, proteínas, fibra y grasa.

Tostadas crujientes con chimichurri—Refrigerio

CHEF: ARLEN GARGAGLIANO · · · · · RINDE APROX. 1¼ DE TAZAS DE CHIMICHURRI

LOS ALIMENTOS LATINOS

A diferencia del pesto, esta salsa originaria de Argentina es un condimento que siempre está presente en las parrilladas. Arlen dice que siempre está buscando nuevas formas de utilizar su maravilloso chimichurri. Delicioso como marinada, salsa para untar, o para servir sobre un trozo de pollo o pescado asado, también va muy bien con tostadas (tal como se describe aquí), tomates asados o frescos (con queso mozzarela), y mucho más. Se puede variar la cantidad dependiendo de su gusto, o de lo que tenga disponible. Este refrigerio contiene ajo, un alimento clave latino.

- 1 barra de pan francés larga, preferiblemente de trigo entero, en tajadas de ¼ de pulgada, y luego en medias lunas
- 3 dientes de ajo (al gusto) picado
- hojas de orégano
- 2 hojas de laurel
- 2 cucharaditas de paprika dulce
- 6 hojas de tomillo
- 15 hojas de albahaca
- 1 puñado de perejil fresco, picado grueso, y perejil adicional picado para adornar
- ½ cucharada de semillas de comino
- Sal kosher y pimienta al gusto
- ½ taza de vinagre balsámico blanco
- ¾ de taza de aceite de oliva

Precaliente el horno a 350° F. Disponga las rodajas de pan en una lata de hornear. Hornee 10 minutos aproximadamente por cada lado o hasta que estén ligeramente doradas. Deje enfriar y guarde en un recipiente hermético hasta que estén listas para consumir.

Mezcle los demás ingredientes en un procesador de alimentos o licuadora, excepto el aderezo de perejil, hasta que la mezcla esté blanda. Sirva el chimichurri o cubra y refrigere aproximadamente durante una semana.

Déjelo a temperatura ambiente y mezcle bien antes de servir. Para preparar las tostadas, coloque los pedazos de pan en un recipiente y unte el chimichurri sobre las tostadas (Arlen utiliza una cucharita pequeña para servirlo, porque es ligeramente líquido). Esparza el perejil picado y sirva de inmediato.

Información nutricional por porción para una persona

	Porción	Calorías	Grasa Total	Carbs	Fibra	Azúcar	Proteína	Antioxidantes
½ taza de chimichurri con una taza de tostadas crujientes		250	9.5 gr	38 gr.	2 gr.	3gr.	6.5 gr	2
chimichurri	½ pocillo	100	8 gr	8 gr.	1 gr.	2 gr.	0.5 gr	2
tostadas crujientes	1 pocillo	150	1.5 gr.	30 gr	1 gr	1 gr	6 gr.	1

Pepitas (Semillas de calabaza tostadas)— Refrigerio

CHEF: ARLEN GARGAGLIANO   HACE 1 TAZA (4 PORCIONES).

LOS ALIMENTOS LATINOS

Perfectos en cualquier época del año; estos crujientes manjares se pueden adaptar dependiendo de la sazón que usted prefiera. Se pueden conservar, son maravillosas para llevar al trabajo (o a la universidad) en un recipiente sellado, o servirlos en un lindo plato de cerámica. El chipotle y el ajo son los alimentos latinos claves en este plato.

- 1 taza de semillas crudas de calabaza
- 3 dientes de ajo o al gusto, picados
- 1 chipotle en adobo, finamente cortado (también se pueden arreglar los chipotles en puré y usar aproximadamente ½ cucharadita de puré, o al gusto).
- ¼ de cucharadita de sal Kosher o al gusto
- 1 cucharadita de azúcar turbinada
- 1 casco de limón

Caliente una sartén gruesa de tamaño mediano y vierta las semillas de calabaza. Tueste 5 minutos aproximadamente y revuelva con frecuencia. Incorpore el ajo y cocine otros 2 minutos. Agregue el chipotle, la sal y el azúcar, y mezcle hasta todas las semillas estén cubiertas. Retire del fuego y vierta en un recipiente. Sirva de inmediato, o deje enfriar y guarde en un recipiente hermético durante una semana. Antes de servir, adorne con el casco de limón en la parte superior.

Información nutricional por porción para una persona

	Porción	Calorías	Grasa Total	Carbs	Fibra	Azúcar	Proteína	Antioxidantes
Pepitas	¼	294	23.1 gr	8 gr	2.3 gr	2 gr	18.9 gr	1

RESUMEN DE LOS TRES PASOS

Felicitaciones. Ha llegado exitosamente al final de la Super Dieta Latina que le ayudará a mantener un estilo de vida saludable. Espero que esté satisfecha con su progreso y que haya alcanzado su peso ideal. Pero lo más importante, espero que haya aprendido a incorporar a su vida el estilo y la filosofía de la Super Dieta Latina, que haya encontrado nuevas formas de incluir los siete alimentos latinos en su dieta diaria, y que se le haya abierto un nuevo mundo de posibilidades culinarias.

Algunas veces es absolutamente normal salirse del camino. Todos nos olvidamos de alimentarnos de forma saludables en los días festivos, en las vacaciones, o en una semana atípica en el trabajo. Si esto le sucede, sepa que no está sola, y que como lo he dicho antes, no vale la pena castigarse por esto. Si pasan algunas semanas y siente que empieza a ganar peso, regrese al Primer Paso durante dos semanas. Esto bastará para retomar su camino y sentirse bien.

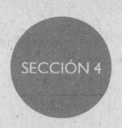

SECCIÓN 4

GUÍA PARA MANTENER UN ESTILO DE VIDA SALUDABLE

☑ *Guía para el espíritu*

☑ *Guía nutricional*

☑ *Guía para el ejercicio*

Como lo dije desde el primer día, cambiar nuestro estilo de vida no es tarea fácil. Es una lucha ardua porque muchas personas nos enfrentamos a situaciones cotidianas que nos dificultan mantenernos en el camino (para no mencionar los ocho factores que contribuyen a aumentar de peso). Algunas veces, los obstáculos inesperados que encontramos nos hacen desviar del camino. Cuando se trata de dietas, estos obstáculos también pueden hacernos retomar nuestros antiguos y perjudiciales estilos de vida.

No puedo dejar de pensar en algo que mis pacientes embarazadas me dicen con frecuencia. Muchas veces, las nuevas madres comentan: "Dr. Manny; por favor, no importa lo que yo diga, pero lo cierto es que no quiero calmantes cuando esté dando a luz a mi bebé; quiero estar totalmente libre de medicamentos". Aunque esto es ciertamente loable, no siempre es realista, y es difícil persuadir a las madres ambiciosas (y a los padres) cuando tratan de hacer lo correcto. Y cuando mis pacientes han tenido que retractarse —debido a dolores del parto y a otras situaciones que están más allá de su control— se sienten derrotadas, y yo les digo que no hay razones para esto.

Lo mismo ocurre con las dietas. Si usted se traza metas absolutas, seguramente sufrirá. Pero si ha seguido mis consejos, ha limpiado el refrigerador, eliminado las tentaciones de la despensa y las ha reemplazado con ingredientes saludables, está siguiendo los tres pasos de esta dieta y cosechando los frutos de utilizar los siete alimentos latinos, básicamente está trabajando para conseguir un estilo de vida saludable y duradero. ¿Qué necesidad tiene entonces de imponerse metas absolutas? Mi consejo es que no lo haga. La perfección es un ideal muy difícil en el mundo de las dietas; lo más indicado es tratar de hacer las cosas de la mejor forma posible.

A continuación, encontrará las guías más importantes para continuar con su nuevo estilo de vida. Usted debe prestarle atención a las necesidades de su espíritu, su mente y su cuerpo para mantener un equilibrio saludable.

Guía para el espíritu

MANTÉNGASE MOTIVADA

Como aprendimos al principio de esta dieta, tener una buena actitud y un buen método es tan importante para el éxito de una dieta como el hecho de alimentarse de manera saludable y de hacer ejercicio. Aquí proporcionamos algunas sugerencias para que el tren de la motivación siga yendo en la dirección correcta.

✔ CONFIANZA

Aunque ésta proviene del interior, se refleja en el exterior. Gracias a sus logros —sus objetivos alcanzados, así sean pequeños— usted deberá experimentar una mayor confianza (desenvolvimiento y seguridad), y esto es bueno, porque se sentirá mejor y notará que las personas reaccionan positivamente hacia usted. Mantenga esa hermosa cabeza en alto, amiga.

✔ CELEBRE SUS LOGROS

Incluso el más pequeño de ellos —la pérdida de un par de libras, la implementación de una nueva rutina de ejercicios, su aspecto radiante y saludable— merece un reconocimiento. Hágase un manicure, o ¿qué tal un masaje? Cómprese ese libro que ha estado añorando leer. Regálese algo para celebrar sus esfuerzos, pero asegúrese que no sea un pastel de chocolate.

✔ ESE PRECIOSO VESTIDO

¿Recuerda ese vestido que separó para cuando pudiera usarlo? ¿Ese que le permite mostrar sus curvas en los ángulos correctos? Deje aflorar la niña que lleva adentro, y aunque es probable que aún no haya llegado allá, sonría y prométase que lo logrará, y que pronto se pondrá ese vestido. Imagínese lo maravillosa que lucirá con él, en lugar de verlo puesto en un maniquí.

APRENDA A MANEJAR EL ESTRÉS

Si usted es como yo y como muchas de mis pacientes, es muy probable que el estrés la haga comer alimentos que no son nada saludables. Por lo tanto, como el estrés suele ser un catalizador de nuestros hábitos alimenticios, parte de su cambio de actitud consiste en modificar el ciclo de cómo reaccionar ante ciertas situaciones que le producen estrés. Es muy importante que sea consciente de esto cuando inicia una nueva dieta. Pero antes quiero reflexionar un poco sobre el estrés. La mayoría de nosotros lo asociamos con los nudos que sentimos en el cuello, con comernos las uñas, con la presión y la tensión. Cuando nos sucede algo perturbador o trágico, es nuestro estrés el que nos permite o impide adaptarnos a las circunstancias. El estrés negativo se puede manifestar en una variedad de sentimientos como rabia, rechazo, desconfianza y depresión. Si esto aumenta, el estrés perjudicial puede generar problemas de salud que van desde dolores de cabeza hasta enfermedades del corazón. Sin embargo, otra consecuencia del estrés negativo es la obesidad; en algunos casos, el estrés crónico puede conducir al aumento de una hormona llamada cortisol, que contribuye a la formación de grasas.

Por otra parte, también hay un estrés positivo que puede serle útil, especialmente cuando usted implementa cambios tan significativos como seguir una dieta y un estilo de vida. El estrés positivo puede fomentar la pasión, la motivación, las expectativas y la emoción por la vida, y éstas son cualidades que todos queremos cultivar.

Así que lo importante es encontrar el "mejor" nivel de estrés y trabajar con él. Esto tampoco es fácil, especialmente cuando los cambios nos hacen vivir momentos difíciles.

Identificar el estrés y saber cómo nos afecta no es suficiente para eliminar sus consecuencias. Afortunadamente, hay muchas formas de manejarlo. La clave está en dos aspectos: Cambiar la fuente de estrés (que puede ser posible o no), pero más importante aún, debemos reaccionar a él de una forma diferente. Por ejemplo: Muchas personas que queremos perder peso o mejorar nuestra figura, comemos de manera compulsiva; y recurrimos a los chocolates cuando nos sentimos estresados, cansados, o aburridos. Por lo tanto, le daré algunas frases que le ayudarán a cambiar su forma de pensar, a eliminar la ansiedad del estrés negativo, y a aprovechar el positivo para que tenga una actitud más optimista.

▶ *En vez de decir:* ¿Por qué me sucede esto?
☺ **Diga: ¿Qué puedo aprender de esta situación?**

▶ *En vez de decir:* No puedo con esto.
☺ **Diga: ¿Qué puedo hacer para liberarme de este estrés?**

▶ *En vez de decir:* Este es un problema difícil de resolver.
☺ **Diga: ¿Cómo puedo enfrentar este desafío de la mejor manera?**

▶ *En vez de decir:* No puedo resolver esto.
☺ **Diga: ¿Quién podría ayudarme a encontrar una solución?**

Es difícil no recaer en nuestros patrones habituales de pensamiento y expresión; definitivamente, necesitamos hacer un esfuerzo. Transformar lo negativo en positivo me ha ayudado a mí y a mis pacientes a alcanzar metas.

SAQUE TIEMPO PARA RELAJARSE

Es importante sacar tiempo para relajarse y descansar todos los días. Recomiendo sacar siquiera 5 minutos antes de levantarse de la cama en la mañana y de acostarse por la noche. Cierre sus ojos y respire profundo veinte veces, exhalando lentamente el aire por la boca. Imagine que con cada respiración, usted está despejando su mente y eliminando la tensión de su cuerpo, concentrada en saber cómo se siente en ese momento, e imagine que está presente y llena de energía con cada respiración. Esta es una maravillosa forma de conectarse con usted misma, de sentirse más clara y enfocada durante el día. Usted puede practicar esta técnica de respiración tantas veces como quiera, especialmente cuando se sienta estresada. Tomar clases de yoga es una forma fabulosa de sentirse bien y reducir el estrés, gracias a la meditación. También debe sacar tiempo todos los días para hacer estiramientos. Una forma simple es mover su cuerpo libremente pero sin lesionarse. Por ejemplo: Mueva su cintura, sus tobillos y así sucesivamente con todo el cuerpo, estirándolo en cada movimiento.

ESTABLEZCA UNA RUTINA PARA DORMIR

Siempre sugiero mantener una rutina para dormir. Sé que todos los días me levanto a las cinco de la mañana, así que intento acostarme a las once de la noche. Diversos estudios han demostrado que el cuerpo descansa mejor si está acostumbrado a una rutina (especialmente una en la cual se descansa lo suficiente, y esto significa unas seis horas de sueño). También le sugiero utilizar su cama sólo para dormir, y no para ver televisión o trabajar en su computador portátil. Nunca se acueste con hambre, ni haga ejercicio tres horas antes de acostarse (pues su cuerpo aún puede estar estimulado). Si se siente cansada durante el día, haga una siesta de unos 15 minutos para recuperarse (pueden ser más largas durante los fines de semana).

APRENDA A PERDONARSE

No se castigue si ha ganado un par de libras. Esto puede suceder de vez en cuando, y lo importante es que puede esforzarse para perderlas de nuevo. Una vez más, tal como lo hemos dicho (y nuestros chefs están de acuerdo), el secreto es que usted no puede negarse a sí misma, pero se puede controlar. Creo firmemente en la norma de los tres mordiscos. ¿La conoce? Consiste en darle tres mordiscos a cualquier alimento. Bueno, me refiero a que aún debe controlarse, pero también puede probar ese delicioso postre sin comérselo todo, ¿verdad? Y cuando su pesa comienza a mostrar cifras más altas o esos pantalones le empiezan a quedar un poco ajustados alrededor de las caderas y la cintura, ya sabe qué debe hacer: Controlarse. Usted lo ha hecho antes y lo hará de nuevo. Regrese a esta Super Dieta Latina; empiece con el Primer Paso, y verá que pronto recuperará esa maravillosa figura.

Las mejores formas de mantener el peso ideal

- ✔ Elimine los alimentos tentadores de la despensa (Recuerde: Fuera de la vista, fuera de la mente).

- ✔ No se prive de nada. Consuma alimentos variados con todos los nutrientes que necesita. Incluya granos enteros, frutas, legumbres, y fuentes magras de proteínas. (Consulte nuestras recetas, tablas nutricionales, y refrigerios).

- ✔ No se salte las comidas. No sólo su metabolismo se hará más lento, sino que puede hacerla comer en exceso al final del día.

- ✔ Coma sólo cuando tenga hambre y realice otras actividades cuando no sienta apetito.

- ✔ Procure mantener los alimentos fuera de su ecuación emocional; aprenda a manejar sus problemas sin refugiarse en la comida.

- ✔ Manténgase físicamente activa, sobre todo porque esto mejora su metabolismo, el cual es uno de los aspectos más importantes para mantener su peso. Dedique tiempo al ejercicio físico, al menos 20 minutos diarios, como parte de su programa habitual. Consígnelo por escrito para mantener un registro de lo que hace (y celebrar sus logros).

- ✔ Mire su báscula con atención. Si los números aumentan, tómelo como una advertencia y haga cambios.

- ✔ Lleve un diario de alimentos. Asegúrese de anotarlo todo. Esto le ayudará a ser más consciente de lo que come y bebe, y de los cambios que debe realizar a medida que pasa el tiempo.

Razones fundamentales para el fracaso de las dietas

1. Se busca un cambio rápido y no un cambio duradero.

2. Se come con descuido.

3. "Estoy estresada: Comamos".

4. Se prefieren los alimentos fritos y no una manzana.

5. Obedecen a las necesidades ajenas y no a las propias.

6. El refrán: "Mañana empezaré la dieta".

7. Muchas personas terminan bebiendo alcohol.

8. Apelan a medidas drásticas, diciéndose que es "todo o nada".

9. Piensan: "No puedo".

ELIJA CALIDAD EN VEZ DE CANTIDAD

Para tener éxito con la Super Dieta Latina, se deben seleccionar ingredientes de la mejor calidad. Muchos de nuestros chefs dicen que sus elecciones alimenticias están determinadas por la oferta: Van al mercado, ven lo que está en cosecha, y lo llevan. Esto, además de las guías que he dado en este libro, es vivir inteligentemente. La Super Dieta Latina contiene deliciosas recetas y combinaciones de sabores con ingredientes frescos y en cosecha, condimentos naturales, hierbas y especias. Le recomiendo que elija alimentos orgánicos o de la mejor calidad, y que incluya las siete categorías de alimentos latinos, especialmente nuestros siete alimentos claves: Garbanzos, tomatillos, aguacate, ají, canela, ajo y cilantro, que harán que su cuerpo funcione de manera óptima, que tenga una piel saludable, unos ojos brillantes, y un aspecto sensacional.

Recuerde que esta dieta no excluye ningún grupo de alimentos. Creo que todos son importantes y que la variedad juega un papel fundamental en la alimentación sana. Alguien me dio un excelente consejo que me gustaría compartir con usted: Cuando vaya a mercar, llene el carro de productos como pescado, fruta, vegetales y pan integral fresco. Busque todo lo que sea natural y orgánico, y no compre alimentos procesados.

FÍJESE EN EL TAMAÑO DE LAS PORCIONES

El tamaño exacto de las porciones diarias varía dependiendo del número de calorías que usted quiera consumir, pero una vez más, le sugiero no consumir menos de 1.800 calorías al día. Si desea consumir 2.500, 2.000, o 1.800 calorías, de todos modos le recomiendo consumir porciones iguales en relación con las proteínas, grasas y carbohidratos: Es decir, no ingiera más de una categoría que de otra. Lo más indicado es seguir siempre una dieta balanceada de acuerdo con la tabla que aparece abajo. Si quiere comer más liviano, aumente la cantidad de ensaladas crudas, vegetales verdes y frutas; tome más agua y reduzca el consumo de otros alimentos. El contenido de calorías de cada uno de los alimentos está disponible en las tablas de los siete alimentos latinos, que se encuentran en las páginas 15–18. Usted puede experimentar con las porciones y calcular la combinación exacta para cada día, confiando en sus instintos sobre lo que su cuerpo necesita. Esto será más fácil si sigue mis guía. Podrá escuchar las señales que le envía su cuerpo cuando haya establecido una rutina. Recuerde comer algo cada tres o cuatro horas y repartir las porciones y los tipos de alimentos durante el día. Las vegetarianas pueden aumentar las porciones de frijoles, tubérculos y cereales en una o dos porciones por día, en lugar de consumir proteína animal. El contenido por porción es aproximado, ya que cada alimento varía en contenido calórico. Pero no se preocupe por esto. Quiero que establezca un estilo de vida y que no se preocupe por los números. El organismo no sólo funciona en términos de calorías, sino gracias a la calidad de éstas, de modo que no tendrá ningún problema si consume alimentos naturales.

Visualice el tamaño de las porciones

▶ Una porción de legumbres: del tamaño de su puño.

▶ Una porción de arroz o pasta: del tamaño de una bola de helado.

▶ Una porción de carne, pescado o pollo: del tamaño de una baraja o de la palma de su mano (sin contar los dedos).

▶ Una porción de refrigerio (nueces por ejemplo): un puñado.

▶ Una manzana: del tamaño de una pelota de béisbol.

TABLA DEL TAMAÑO DE LA PORCIÓN

Grupo de alimentos	Tamaño de la porción	Calorías/día 1800	2000	2500
Frutas	1 fruta mediana, 1 taza de fruta en tajadas o de jugo de fruta fresca	1	2	2—3
Vegetales y chiles	1 taza de ensalada cruda, de vegetales cocinados o frescos	4	5	6
Frijoles	1 taza de frijoles cocinados	1	2	3
Granos y tubérculos	2 tajadas de pan de grano o 1 taza de granos o tubérculos cocinados	1	2	3
Aceites	1 cucharada de aceite vegetal o de oliva orgánico de alta calidad	2	2	2
Frutos secos crudos	⅓ de taza de frutos secos crudos	1	2	2
Carne	6 onzas de carne magra, de ave, o de productos de mar	1	1—1.5	1—1.5
Huevos	2 huevos orgánicos medianos	No más de 2 a 3 porciones por semana para el consumo total de calorías		
Lácteos	1 taza de leche orgánica baja en grasa o de yogurt, o 4 onzas de queso	No más de 1 a 2 porciones por semana para el consumo total de calorías		
Hierbas y especias	Disfrute de todo lo que sea natural, bajo en sal, libre de azúcar y de preservativos.			

OTRAS SUGERENCIAS PARA CONTROLAR LAS PORCIONES

Las porciones también se controlan según la forma en que se sirven los alimentos. Verifique el tamaño de los platos. Si son de 10 pulgadas, es probable que usted coma más de lo indicado, simplemente por el tamaño del plato. Así que utilice platos de ocho o de seis pulgadas de diámetro. Esto se aplica también a los cubiertos de la mesa; si usted utiliza cubiertos grandes (todos hemos comido puré de papas con una cuchara para servir), deberá utilizar cucharas más pequeñas y tenedores de ensalada. Y no se olvide de los palillos chinos!

NO COMA TAN RÁPIDO

La velocidad es otro factor en el control de las porciones. ¿Alguna vez ha pensado cuánto tiempo tarda en ingerir un alimento? Muchas veces queremos hacer todo de prisa, incluso cuando se trata de comer. Sin embargo, esto no es nada bueno, pues como lo he mencionado anteriormente, la clave está en saber organizar el tiempo. Cuando usted ingiere alimentos, su estómago no tiene tiempo para informarle que ya está lleno, porque usted aún está ocupada en consumir ese alimento y no recibe el mensaje a tiempo. El consejo básico es que usted debe disminuir la velocidad. Créalo o no, su estómago tarda 20 minutos aproximadamente en decirle a su cerebro que ya está lleno. Esto significa que si usted no come despacio, definitivamente comerá más de la cuenta. Adicionalmente, comer rápido también tiene otras consecuencias: Puede obligar a su estómago a desviarse del proceso digestivo recomendable, y sentir gases —entre otras molestias estomacales— si no deja que su organismo siga su proceso natural de producir enzimas digestivas y de digerir los alimentos.

SEPA CUÁNDO COMER

Una vez le dije a una paciente: "Si realmente quiere perder peso, deje de comer después de las seis de la tarde". ¿Sabe algo? Funcionó. Pero si usted también quiere hacer esto, tendrá que modificar sus horarios de alimentación. Este es un caso hipotético: Si usted desayuna a las ocho de la mañana, deberá consumir un refrigerio aproximadamente a las diez y media, almorzar al mediodía, comer algo a las tres y cenar a las seis. Si le los horarios le parecen muy tempranos, procure cambiarlos un poco, pero le recomiendo que no coma en horas de la noche. Después de las ocho, su organismo adquiere un ritmo diferente y su metabolismo se hace más lento. Le sugiero que ingiera su última comida sólida dos o tres horas antes de dormir. En Latinoamérica, seguramente ha notado que la principal comida del día es a una hora muy diferente. Nosotros los latinos comemos las comidas más completas durante el día (y no en la noche). Estas comidas —el desayuno y almuerzo— son en la mañana y a mediodía. Usted me dirá: "Estuve en Argentina y vi que ellos cenan a las diez de la noche". Claro que sí, pero consumen alimentos ricos en proteínas y bajos en carbohidratos. Mi consejo es que procure cenar antes de las siete o siete y media (o aproximadamente tres horas antes de acostarse). Esto puede ser difícil, especialmente si al igual que muchos de nosotros, usted también siente ansias de alimentos en las horas de la noche. Pero le sugiero que cuando le suceda esto y quiera consumir alguna golosina, busque algo que no sea un helado. Mantenga frutas frescas a su alcance.

Por favor, no deje de desayunar. No creo que los latinoamericanos salgan de su casa sin desayunar. Realmente, el desayuno es muy importante para nosotros, porque despierta nuestro metabolismo y nos prepara para todo el trabajo que tenemos que realizar durante el día, tanto el físico como el mental. En efecto, muchos estudios señalan que las personas que desayunan —a diferencia de las que no lo hacen— realmente queman más calorías. Adicionalmente si usted consume un desayuno completo, no sentirá mucha hambre, y por lo tanto, no tendrá deseos de comer demasiado. De nuevo, si consume una buena cantidad de energías, usted podrá controlar su apetito y mantener a raya el deseo de comer de manera compulsiva cuando sucumba a ciertos estados emocionales. Realmente se ha demostrado que muchas personas (especialmente las mujeres) comen con menos compulsión si han desayunado. Pero si usted necesita que yo le dé más argumentos al respecto, tenga en cuenta lo siguiente: Desayunar mejorará su desempeño mental. Un estudio publicado en *The American Journal of Clinical Nutrition* en noviembre de 2001, afirmó que desayunar mejoraba el desempeño de los participantes en las pruebas de memoria.

DISTRIBUYA LAS COMIDAS A LO LARGO DEL DÍA
Y NO OLVIDE LOS REFRIGERIOS ENTRE COMIDAS

La frecuencia con la que se come es tan importante como la cantidad, y en lo primero que usted debe pensar es en su metabolismo. Hay varios factores que influyen en su capacidad de transformar el combustible de los alimentos en la energía necesaria para todo lo que usted necesita hacer, desde hacer ejercicio (o no) hasta cuánto y cuándo comer. Por ejemplo, si usted cree que se está haciendo un favor al no desayunar, debe saber que si no lo hace, su metabolismo funcionará más lentamente. En efecto, este primer alimento del día no sólo la mantiene con fuerzas durante el día, sino que también le ayuda a reducir su apetito. Le recomiendo desayunar con alguno de los planes que proponemos en esta dieta o con harina de avena orgánica mezclada con frutas como mango, papaya, arándanos, frambuesas, nectarinas o melón. Consuma preferiblemente frutas orgánicas y de temporada.

Terminar su desayuno no significa que va a aguantar hambre hasta la hora de la cena. Si pica durante el día, nunca sentirá mucha hambre. Esto es importante, porque tengo la certeza de que usted sabe que mientras más hambre tenga, menos control tendrá sobre lo que va a comer y sobre la cantidad. Además, usted necesita picar durante el día para que su metabolismo trabaje con regularidad. Naturalmente, lo importante es elegir refrigerios sanos. Consuma carbohidratos complejos (como frutas frescas, vegetales y cereales) para que su metabolismo obtenga la energía necesaria. Recomiendo de dos a tres refrigerios pequeños entre comidas, que contengan 250 calorías aproximadamente (pero asegúrese de que sean calorías saludables).

Si no está en casa y quiere comer algo rápido, no caiga en la tentación de ingerir esas deliciosas barras de dulce que ahora se venden como alimentos energéticos, y que se encuentran por doquier. Examine los ingredientes; asegúrese que sean lo más naturales posibles. Si ve muchas palabras que no conoce, probablemente se trate de químicos. Consuma los productos que no tengan demasiados ingredientes y que usted pueda entender su contenido.

Hay opciones saludables. Por ejemplo: A mí realmente me gustan las barras de espirulina (un alga verde-azul empacada, y gran fuente de proteínas, antioxidantes, ácidos grasos esenciales, vitaminas y minerales), disponibles en tiendas vegetarianas; barras de frutas crudas o deshidratadas o de nueces, muchas de las cuales no contienen suplementos vitamínicos, pero tienen buen sabor. Es probable que no las encuentra en todas partes, así que tendrá que planear un poco. Puede comprarlas en la red, en una tienda vegetariana, en una cadena de alimentos saludables, o en una tienda de vitaminas: Le aseguro que vale la pena el esfuerzo.

DISFRUTE DEL ALCOHOL CON MODERACIÓN

Habrá visto que en Latinoamérica, nos gustan los cócteles, que se acompañan con unos refrigerios deliciosos y una buena conversación. No puede irse del Perú sin probar su exquisito Pisco Sour —la bebida nacional— acompañado naturalmente de *anticuchos,* pinchos asados de carne de res marinada; o del Brasil sin disfrutar una refrescante *caipirinha* con un poco de *pão de queijo,* pequeños bollos horneados de harina de mandioca (yuca) y queso light.

La filosofía detrás de los cócteles y de las meriendas en América Latina es una que yo sigo y recomiendo, ya sea que hablemos de cócteles o de comida: Lo que importa es el equilibrio. Por favor, entienda que cuando menciono el alcohol, es con moderación; realmente, no recomiendo más de dos bebidas fuertes a la semana, excepto una copa de vino tinto durante la cena, que puede ayudar a la digestión, a reducir el colesterol malo y a suministrar antioxidantes. Si usted no acompaña las comidas con vino, le sugiero que lo haga, pero a quienes beben vino tinto o blanco, les sugiero que no se olviden hacerlo con moderación.

Si usted ingiere alcohol, debe saber que es la principal fuente de combustible que quemará su organismo, antes que las proteínas, las grasas, y los carbohidratos de los alimentos. Adicionalmente, el hígado tiene problemas para procesar el alcohol. Y a pesar de algunos beneficios que ofrece el vino tinto, los carbohidratos del alcohol sólo son carbohidratos de azúcar, que no son los más saludables. Acompañar los cócteles con un refrigerio es fundamental; usted no debe beber alcohol con el estómago vacío. En efecto, varios estudios bioquímicos confirman que el alcohol se debe acompañar con comida, pues además de disminuir el proceso de absorción que reduce los niveles de alcohol en la sangre. Su consumo moderado con las comidas puede incluso tener efectos favorables en la digestión. La mayoría de los países latinoamericanos hacen alarde de sus cócteles, y por supuesto, del refrigerio que los acompaña.

Básicamente, mi regla para mezclar cócteles es la misma que para preparar alimentos: Utilizar ingredientes frescos y de excelente calidad. Actualmente, los cócteles saludables se han vuelto muy populares. Muchos lugares de moda se vanaglorian de sus mezclas, no sólo de licores de alta calidad con infusiones de hierbas, sino de muchos otros productos, desde el *açaí,* un famoso antioxidante brasilero, hasta de las propiedades curativas de frutas como el maracuyá y la guayaba. No hace mucho tiempo, el Departamento de Agricultura de los Estados Unidos informó que mezclar fresas y arándanos con alcohol mejora las propiedades antioxidantes de las frutas.

Por supuesto, tengo que decirle que el alcohol combinado con cualquier ingrediente continúa siendo alcohol, y en ese sentido usted debe ser consciente de las consecuencias (¿acaso no hablé de moderación?). Sin embargo, si quiere beber algo, hágalo al estilo latino y prepare sus cócteles con frutas saludables. De nuevo, la calidad de los ingredientes del cóctel es muy importante. En el Caribe encontramos una variedad de cócteles que no sólo contienen frutas frescas, sino también hierbas, y hasta chile picante. Uno de ellos es el *mojito* (una bebida a base de ron natural de Cuba, mi tierra natal), preparado con jugo fresco de limón y hojas de menta (con poca azúcar, por favor). Este coctel no sólo es completamente refrescante, sino que contiene muchos antioxidantes. ¿Y qué tal el cóctel con limonada de jengibre, que combina el sabor y los poderes curativos de esta raíz con el sabor aromático de limones frescos exprimidos? Todas las bebidas que he mencionado aquí tienen algo en común: Se preparan con alcohol e ingredientes frescos, y no con demasiada azúcar, mezclas pre-empacadas ni ingredientes artificiales.

No se puede dejar de hablar sobre el alcohol sin antes mencionar una de mis bebidas favoritas: el vino. Actualmente podemos encontrar deliciosos Malbec argentinos, Cabernet Sauvignon chilenos, y muchos otros tipos de vino. Me complace saber que este exquisito licor no sólo es delicioso y un acompañante perfecto para muchos tipos de platos, sino que también es un complemento saludable durante la cena.

No hace mucho tiempo, informé sobre los hallazgos de un estudio danés que investigó la relación que tenían cincuenta y siete mil daneses de edad madura con el alcohol, y mostró que mientras más bebían las mujeres, más saludables eran sus corazones; y la misma relación se presentó según la frecuencia con que bebieran los hombres. El estudio fue realizado por el Centro para la Investigación sobre el Alcohol, del Instituto Nacional de Salud Pública de Dinamarca.

No estoy diciendo que quienes no beban deben cambiar sus hábitos —ni tampoco que quienes beban aumenten su consumo de alcohol— sino que usted sea consciente de que, para decirlo una vez más, el consumo excesivo de alcohol puede producir un aumento en la presión arterial, causar un paro cardiaco o un derrame cerebral. También puede contribuir al cáncer y a otras enfermedades, e incluso a la obesidad.

Sin embargo, nosotros los latinos sabemos que beber con moderación tiene sus ventajas. En efecto, varios médicos lo han confirmado: La doctora

Dawn Kershner, cardióloga del Hospital Union Memorial de Baltimore, les aconseja a sus pacientes beber con moderación; es decir, un máximo de dos copas al día. Ella dice que una copa de vino puede adelgazar la sangre y aumentar el colesterol bueno. Debemos ser responsables, bien sea que hablemos de comida o de cócteles. La clave está en el equilibrio.

La siguiente tabla muestra cuántas calorías contienen algunas bebidas, así como el consumo recomendable por semana: Un total de cinco copas de vino a la semana, dos cervezas o porciones de licor fuerte.

CALORÍAS DEL ALCOHOL			
Tipo de alcohol	Contenido de calorías	Contenido de carbohidratos	Consumo máximo por semana
Vino tinto	164 por copa de 6 onzas	6.5 gr	5 copas
Vino rosado	122 por copa de 6 onzas	3.2 gr	3 copas
Vino blanco	160 por copa de 6 onzas	9 gr	4 copas
Champaña	117 por copa de 6 onzas	1.8 gr	4 copas
Oporto	188 por copa de 4 onzas	14.4 gr	1 copas
Cerveza light	145 por botella de 12 onzas	10.6 gr	2 cervezas
Cerveza negra	126 por botella de 12 onzas	10 gr	2 cervezas
Cerveza "dietética"	96 por botella de 12 onzas	3.2 gr	2 cervezas
Whisky	128 por vaso de 2 onzas	0 gr	2 porciones
Vodka	128 por vaso de 2 onzas	0 gr	2 porciones
Ginebra	128 por vaso de 2 onzas	0 gr	2porciones
Ron	128 por vaso de 2 onzas	0 gr	2 porciones
Tequila	128 por vaso de 2 onzas	0 gr	2 porciones
Licores dulces	182 por vaso de 2 onzas	30 gr	1 porción
Martini clásico	139 por copa de coctel de 4 onzas	0 gr	1 porción
Ginebra con agua tónica	135 por 2 onzas de ginebra más agua tónica	1 gr	1 porción
Ron con Coca-Cola	208 por 2 onzas de ron con 6 de Coca-Cola	20 gr	1 porción

CALORÍAS DEL ALCOHOL (continuación)			
Margarita	157 por vaso de coctel de 4 onzas	7 gr	1 porción
Piña colada	328 por vaso de 6 onzas	42 gr	1 porción
Vodka con jugo de frutas	214 por 2 onzas de vodka y 6 de jugo	19 gr	1 porción

Recuerde: Si va a beber, calcule las calorías del alcohol en su consumo diario. Si va a asistir a una fiesta en la que tomará cócteles, puede dejar de consumir algunas calorías desde el día anterior para compensar.

No beba con el estómago vacío: Sentirá más hambre y toda su fuerza de voluntad y dedicación se irán al piso.

Si va a tomarse un par de copas, consuma una buena porción de ensalada de hojas verdes frescas al día siguiente y beba mucha agua fresca o filtrada para limpiar su cuerpo.

MANTÉNGASE FIEL A SU DIETA

Realmente es difícil seguir fielmente una dieta cuando estamos en la vida real, y la queja más frecuente es que muchas dietas no tienen en cuenta ese aspecto. Sin embargo, La Super Dieta Latina es diferente en el sentido en que es flexible y fácil de seguir. Así que antes de salir por la noche, de cenar con el jefe de la compañía, o de asistir a la fiesta de un vecino, lea por favor las siguientes recomendaciones.

✔ NO SE MUERA DE HAMBRE

Son las cuatro en punto. Usted tiene una cena a las siete y siente mucha, mucha hambre. ¿Qué hacer? La respuesta es: Coma un refrigerio. Por supuesto, deberá haber comido durante el día (las comidas y refrigerios que hemos sugerido), y bebido mucha agua fresca. En efecto, si usted sigue la Super Dieta Latina, no tendrá esa sensación de ansias de comida, porque tendrá suficientes calorías en su organismo.

✔ ASEGÚRESE DE LLEVAR SALSAS Y ADEREZOS CUANDO SALGA

Probablemente usted sabe que los restaurantes que no venden comida saludable pueden adobar su ensalada y su carne con salsas y aderezos atiborrados de azúcar. Evite esto, y trate de consumir alimentos de verdad. Es posible que el limón o la lima no sean los condimentos más excitantes, pero si los mezcla con un poco de aceite, pueden ser una buena opción para los vegetales verdes. Asimismo, consuma los vegetales crudos o al vapor (o ligeramente salteados), y el pescado o las carnes magras escaldadas, al horno, a la parrilla, o asadas. En relación con las salsas, evite consumirlas hasta que tenga más conocimiento sobre ellas (por ejemplo, qué ingredientes se utilizaron en su preparación). Ya ha leído esto aquí, de manera que usted ya aprendió la lección. Utilice los criterios propuestos.

✔ EVITE SIEMPRE LOS ALIMENTOS GRASOSOS

Esto es difícil. Usted está en una fiesta y el mesero le ofrece insistentemente esos bocaditos de queso (¡como si el aroma no fuera tentador!). Yo le diría que no los pruebe, a menos que esté segura que sólo comerá unos dos. Inclínese por los alimentos crudos: Se sentirá mejor comiendo vegetales, y su cuerpo esbelto se lo agradecerá.

✔ ES EL CUMPLEAÑOS DE SU MEJOR AMIGO(A):
POR FAVOR, COMA SÓLO UN PEDAZO DE PASTEL

Si ha dicho que no a todo lo que le ofrecen para comer, terminará sin saber qué hacer, y enloquecerá a sus familiares, amigos y amigas. Así que como siempre, piense en la moderación y en el equilibrio. De nuevo, ponga en práctica sus nuevos criterios con respecto a la dieta y no se castigue.

DURANTE LOS DÍAS DE FIESTA

Para muchos de nosotros, los días de fiesta son como caminar por un campo minado. Nosotros los latinos nos tomamos muy en serio los días de fiesta: Empezamos muy temprano en diciembre y terminamos el 6 de enero. Así que estoy de acuerdo con usted en que es difícil resistirse a las tentaciones de esta época. Una de las claves para mantener esa maravillosa figura es que siga utilizando los alimentos como aliados y no como enemigos; se sentirá muy bien si consume los alimentos adecuados. Permítame hacerle otras sugerencias; aunque me he referido a los días de fiesta, usted puede poner muchas de estas ideas en práctica en cualquier ocasión. Aquí tiene otras:

SUGERENCIA PARA EL ESTRÉS DE LOS DÍAS DE FIESTA

Usted y yo sabemos que comer puede ser una reacción a los conflictos emocionales, y que muchas veces esto contribuye a aumentar de peso. El secreto está en no dejar que esto le suceda. Duerma bien (es muy importante, porque le ayudará a mantener una actitud positiva y a estar saludable), no se exceda en el consumo de alcohol (ni de alimentos, por supuesto), y organícese de tal manera que esté preparada para esta época tan álgida del año. Decida a cuáles de sus actividades les va a dar prioridad para hacer lo más importante primero y no enredarse con las minucias cotidianas. No regrese a sus viejos hábitos ni permita que las ansias de comer se apoderen de usted. Mantenga una buena cantidad de alimentos saludables a la mano, para que cuando sienta deseos de comer, consuma algo benéfico para su salud.

SUGERENCIA PARA LAS FIESTAS

Estoy seguro que usted ha ido al supermercado con el estómago vacío, ¿verdad? Y todo le empieza a parecer demasiado apetitoso, y simplemente no puede resistirse. Así como no puede ir de compras con el estómago vacío, lo mismo sucede con las fiestas: No vaya con el estómago vacío. Consuma una pequeña porción o algún refrigerio sano y así sentirá menos apetito. Adicionalmente, elija bien: Una parte importante de mantener una actitud positiva es escoger correctamente. Ahora, yo sé que usted reconoce que comer un pasabocas de queso en vez de una zanahoria no es la elección acertada, pero no se prive de comer una o dos. Sin embargo, usted puede hacer elecciones inteligentes: Puede elegir comer chocolate negro en lugar de brownies, o un sorbete de frutas frescas en lugar de un helado.

SIGA CON LA COSTUMBRE DE BEBER AGUA

El agua —especialmente la filtrada y de buena calidad— es su mejor amiga. Ocho vasos al día es lo recomendable. Empiece con uno en la mañana, y beba agua antes y entre las comidas. Lo más indicado es no ingerir más de un vaso durante las comidas, porque eso afecta la digestión y la forma de quemar grasa. Y en cuanto a otras bebidas, no consuma jugos procesados, sino naturales. De hecho, evite alimentos y jugos procesados.

Guía para el ejercicio

REALICE ALGÚN TIPO DE EJERCICIO CARDIO-RESPIRATORIO AL MENOS TRES VECES POR SEMANA

En términos ideales, usted debe realizar un mínimo de 30 minutos de ejercicio cardio-respiratorio tres veces por semana. Caminar vigorosamente una o dos horas a la semana (de 15 a 20 minutos diariamente), no sólo le aportará grandes beneficios, sino que es lo ideal. Si no le gusta caminar, cualquier actividad que haga trabajar su corazón (montar en bicicleta, bailar, practicar un deporte) será suficiente, siempre y cuando lo haga con la frecuencia e intensidad adecuadas. Recuerde que 30 minutos de actividad entre moderada e intensa al día es un buen comienzo, pero no el límite final: Usted obtendrá mejores beneficios si puede hacer ejercicio más vigoroso y durante más tiempo.

Además, toda persona necesita hacer ejercicio al ritmo cardiaco adecuado para obtener mejores beneficios cardiovasculares y permanecer saludable, algo que se conoce como su ritmo u objetivo de entrenamiento cardiaco. En otras palabras, es el ritmo que debe tener su corazón mientras realiza un ejercicio intenso. La mayoría de los expertos aconsejan hacer ejercicio entre el 55 y el 85 por ciento de su máximo ritmo cardiaco para obtener beneficios. Utilice la siguiente fórmula para hacerlo:

Reste su edad de 220, multiplique el resultado por 0.55, y luego por 0.85. La respuesta será su ritmo cardiaco ideal.

Por ejemplo: Elizabeth tiene 40 años.

$$220 - 40 = 180$$
$$180 \times 0.55 = 99$$
$$180 \times 0.85 = 157$$

El ritmo cardiaco de Elizabeth debe ser superior a 99 mientras hace ejercicio, para obtener beneficios en este sentido, pero no puede permitir que su ritmo suba por encima de 157. Una cifra intermedia está en un nivel más seguro y es la ideal para un desempeño óptimo.

Existe otra forma muy simple de comprobarlo: La capacidad de sostener una conversación mientras hace ejercicio (se le denomina comúnmente la prueba del habla). Si siente que le falta un poco la respiración pero puede hablar y respirar profundamente, entonces esta es la actividad aeróbica indicada para quemar grasas. Si jadea, siente falta de aire y no puede sostener una conversación por un tiempo más prolongado, usted está haciendo trabajar más su corazón, pero también está quemando más glucosa que grasas (ejercicio anaeróbico). Recomiendo hacer estos dos tipos de ejercicio: aeróbico y anaeróbico. Digamos que mientras usted está bailando salsa en su casa, hace ejercicios vigorosos de otro tipo durante cinco minutos hasta sudar, y luego sigue bailando salsa, que tiene movimientos más relajados. Esto se aplica a cualquier tipo de ejercicio; usted no necesita hacer rutinas más complicadas, a menos que se esté entrenando a nivel deportivo.

La siguiente tabla muestra los ritmos cardiacos ideales para diferentes edades. Busque el nivel de edad más cercano al suyo y compare para saber cuál es su ritmo cardiaco ideal.

RITMOS CARDIACOS IDEALES PARA DIFERENTES EDADES		
Edad	**Ritmo cardiaco ideal 50–85%**	**Promedio de ritmo cardiaco máximo (100%)**
20 años	100–170 latidos por minuto	200 latidos por minuto
25 años	98–166 latidos por minuto	195 latidos por minuto
30 años	95–162 latidos por minuto	190 latidos por minuto
35 años	93–157 latidos por minuto	185 latidos por minuto
40 años	90–153 latidos por minuto	180 latidos por minuto
45 años	88–149 latidos por minuto	175 latidos por minuto
50 años	85–145 latidos por minuto	170 latidos por minuto
55 años	83–140 latidos por minuto	165 latidos por minuto
60 años	80–136 latidos por minuto	160 latidos por minuto
65 años	78–132 latidos por minuto	155 latidos por minuto
70 años	75–128 latidos por minuto	150 latidos por minuto

Fuente: http://www.americanheart.org

Nota: Su ritmo cardiaco máximo es de aproximadamente 220 menos su edad. Los números que aparecen arriba son aproximados, así que utilícelos como guías generales.

Encontrar una rutina de ejercicios adecuada no siempre es fácil, ¿verdad? Después de todo, nos mantenemos muy ocupados: En el trabajo, con los niños, y con todo lo demás. Así, ¿quién tiene tiempo para ir al gimnasio? Si este es su caso, permítame hacerle una sugerencia: Intente caminar más. Aquí tiene algunas sugerencias para que incluya las caminatas en su rutina diaria.

EN CASA

▶ Levántese 30 minutos antes de lo habitual y dé una vuelta corta (saque al perro, o camine con su esposo).

▶ Suba y baje escaleras varias veces al día.

▶ Levántese y camine, incluso si está viendo televisión.

EN EL TRABAJO

▶ Estamos muy acostumbrados a ir de puerta en puerta, pero si usted va al trabajo en autobús o en tren, puede bajarse en la estación anterior y caminar el resto del trayecto.

▶ Si conduce, estacione su auto lejos de la puerta del edificio y camine hasta la oficina.

▶ Actualmente, todos utilizamos el intercomunicador, el teléfono o el correo electrónico para comunicarnos, aunque estemos hablando con alguien de la oficina contigua. Si necesita hablar con alguien, vaya caminando adonde está la persona.

▶ Camine un poco durante la hora del almuerzo.

▶ En lo posible, utilice las escaleras en lugar del ascensor.

CONVIÉRTALO EN UN ASUNTO DE FAMILIA

▶ Haga que cada uno de sus hijos se sienta especial y camine con él o ella una vez por semana, para que cada uno pueda pasar un tiempo a solas con usted.

▶ Camine con sus hijos hasta la guardería o la escuela.

▶ Camine hasta el parque y regrese caminando a su casa los fines de semana.

▶ Busque clubes de caminantes y lugares interesantes para explorar.

▶ Camine en la tarde (o temprano en la mañana) con su pareja, o con sus amigos.

▶ Programe caminatas con sus amigos. Se enterará de sus asuntos mientras que al mismo tiempo hace ejercicio.

▶ En lugar de tomarse un café con donas con sus amigos, póngase zapatillas y caminen juntos.

EXÍJALE A SU CUERPO Y PRACTIQUE
UN NUEVO BAILE O DEPORTE CADA AÑO

La mayoría de las personas dejan de hacer ejercicio simplemente por aburrimiento. Es inevitable que una rutina se vuelva repetitiva y aburrida. Adicionalmente, los resultados de los ejercicios cardiovasculares pueden disminuir con el tiempo si usted no le exige su cuerpo al imponerle metas más altas. Por esta razón, es importante que incorpore ejercicios nuevos y entretenidos a su rutina, elegir un nuevo deporte, o el baile que siempre ha deseado. Bailar salsa tiene muchos beneficios: Es un ejercicio de bajo impacto (usted no corre el riesgo de lastimarse las rodillas ni la espalda), aumenta la resistencia física y su nivel de movimientos. Y aparte de todo esto, es un baile increíblemente sensual, expresivo, y muy agradable. Considero que es una de las pocas ocasiones en las que podemos hacer algo maravilloso por nuestro cuerpo, mientras que al mismo tiempo nos divertimos. Por esta razón, bailar salsa es una de las opciones más efectivas para estar en forma.

Lo más importante es lo siguiente: Cualquier actividad física es maravillosa, ya se trate de caminar, nadar, correr, escalar, patinar o esquiar; pero el factor principal es la constancia. En otras palabras, usted debe buscar actividades que le gusten y practicarlas con frecuencia. Si las practica constantemente, no sólo quemará calorías y se sentirá mejor, sino que mejorará su metabolismo y también su salud.

COMPLEMENTE LA ACTIVIDAD CARDIOVASCULAR CON EJERCICIOS DE RESISTENCIA

El levantamiento de pesas quema algunas calorías (por ejemplo, realizar esta actividad vigorosamente durante 20 minutos, le hará perder unas 117 calorías a una mujer que pese 130 libras. Si pesa 150 libras, el entrenamiento de resistencia le ayudará a quemar aproximadamente 68 calorías en el mismo período de tiempo). Sin embargo, correr o montar en bicicleta le ayudará a quemar más calorías. Recuerde: los ejercicios ideales son los que combinan el ejercicio cardiovascular con el de resistencia.

Cuando usted tiene entre 20 y 30 años, empieza a perder músculo debido a su proceso de envejecimiento. Esto significa que la cantidad de calorías diarias que necesita disminuye, y por lo tanto, usted sube de peso con mayor facilidad. Sin embargo, un entrenamiento de resistencia puede disminuir la pérdida de músculos magros, e incluso reemplazar el que haya perdido. Algunos entrenadores y médicos dicen que el entrenamiento de resistencia incrementa la masa corporal magra, disminuye la de grasa, y aumenta el índice metabólico durante el descanso (un índice de la cantidad de calorías quemadas por día).

El entrenamiento de resistencia también ayuda a fortalecer los huesos y a combatir la osteoporosis. En mujeres adultas, este tipo de entrenamiento puede ayudarle en gran medida a desempeñar funciones físicas básicas, como levantarse de una silla, caminar y subir escaleras.

Con el entrenamiento de pesas, usted logrará los mismos resultados si realiza un gran número de repeticiones de baja resistencia, o de más peso con menos repeticiones, pero eso depende de su estado físico. Sin embargo, usted debe comenzar con pesas livianas y hacer dos sets de 12 a 15 repeticiones cada uno. Cuando esto ya no suponga un reto, puede aumentar el peso para sentir el esfuerzo, y después podrá levantar un peso mayor con pocas repeticiones en cada set. Si levanta un peso mayor —o realiza ejercicios de mayor resistencia— sus músculos adquirirán una mayor fortaleza con rapidez y usted tendrá más masa muscular. Adicionalmente, su metabolismo funcionará más rápido en estado de reposo, y esto le permitirá quemar más calorías cuando está inactiva. Usted debe variar su ejercicio de resistencia para que las fibras de sus músculos trabajen más. Por ejemplo, hacer cuclillas, flexionar las piernas mientras hace pesas, y levantar pesas de otras formas y con aparatos diferentes, ayudan a construir músculo con mayor rapidez que si hace ejercicios aislados. Es mejor no hacer entrenamiento de resistencia diariamente, sino cada dos días; así, sus músculos tendrán tiempo para descansar, recobrarse y formarse adecuadamente.

ALIMÉNTESE BIEN PARA HACER EJERCICIO

Un refrigerio antes de hacer ejercicio le proporcionará energías para hacerlo. El refrigerio ideal es una combinación de proteínas, grasas no saturadas y carbohidratos complejos. Si consume alimentos con grasas, se sentirá pesada porque su cuerpo tarda más en digerirlos. En términos ideales, el refrigerio que usted consuma antes de hacer ejercicio, debe contener menos de 300 calorías. Algunas opciones saludables son: Frutas, galletas de nueces o arroz, y mantequilla de maní orgánica.

Cuando usted hace ejercicio y elimina sodio, potasio y magnesio, también pierde electrolitos, que son los responsables de las contracciones musculares y de la regulación del equilibrio de líquidos dentro y fuera de las células. Por lo tanto, es importante mantenerse hidratada durante toda su rutina de ejercicios. Según los parámetros suministrados por el Colegio Americano de Medicina Deportiva, usted debe consumir las siguientes cantidades de agua antes, durante y después de sus sesiones de ejercicio:

► Antes de la sesión: 16 onzas aproximadamente (con dos horas de antelación).

► Durante la sesión: de 5 a 10 onzas cada 20 minutos.

► Después de la sesión: al menos 2 vasos grandes de agua (de 16 a 24 onzas).

Después de la sesión, los niveles de energía de su cuerpo se reducen y hay que aumentarlos. Adicionalmente, sus músculos —que se están preparando para la próxima sesión de ejercicios—, empiezan su proceso de recuperación. Por esta razón, es importante que consuma proteínas y carbohidratos en los 45 minutos siguientes.

Otras consideraciones a largo plazo

✓ Limite el consumo de grasas hidrogenadas, las cuales contienen ácidos grasos trans, que son nocivos. Estos se encuentran en muchos productos fritos, en las papas a la francesa, la margarina y las galletas. Consuma aceites saludables como el aceite de oliva, de maíz y de soya.

✓ Haga elecciones inteligentes si la comida rápida son su única opción. Consuma frutas frescas o ensalada, pan de trigo entero o tortillas en porciones pequeñas o incluso para niños. Coma carne o pescado asado (y no frito); y por favor, olvídese de esas salsas llenas de azúcar y grasas.

✓ Disminuya el consumo de carnes rojas y procure reemplazarla por pavo, pollo, pescado, o vegetales. Hay muchas formas de reemplazar la carne en las recetas, y de disfrutar un menú de platos deliciosos con menos grasa y más sabor.

- Disminuya el consumo de cereales poco refinados: Arroz blanco, harina de trigo refinada y productos elaborados con harina refinada. En su lugar, consuma arroz integral, arroz salvaje, cereales saludables y harina de trigo integral.

- Reduzca el consumo de productos ricos en grasa como la leche entera, el queso, y el queso crema. Procure consumir estos productos con menos grasa o sin ella, y hágalo en menor cantidad. Por ejemplo, la leche de coco light es una alternativa deliciosa, y en cuanto a los quesos latinoamericanos (como el queso fresco mexicano) basta con agregar un poco a los frijoles negros, a las tortillas de maíz, a los vegetales o a lo que usted quiera, y le ofrecerá una gran variedad de sabores —incluso en pequeñas cantidades— y mucha menos grasa de la que usted acostumbra consumir.

- Utilice el caldo de pollo —naturalmente, el casero es el mejor, pero también se puede encontrar caldo de pollo orgánico de excelente calidad en muchos lugares, y utilizarlo para sazonar en lugar de las grasas.

- Evite los saborizantes artificiales porque generalmente contienen muchos químicos (como glutamato monosódico y proteínas hidrolizadas); utilice especias y hierbas para darle sabor a sus comidas, y obtenga beneficios adicionales. Utilice también sal de mar o kosher, y olvídese de la sal de mesa.

- Limite la ingestión de dulces y bebidas azucaradas como las sodas y los jugos procesados.

EPÍLOGO

Quiero que haga una pausa y reflexione un momento.

Piense en las siguientes preguntas:

1. ¿Me siento mejor?

2. ¿Algunas de mis dolencias han disminuido?

3. ¿Estoy durmiendo mejor?

4. ¿Soy más positiva?

5. ¿Mi vida sexual ha mejorado?

6. ¿Me quiero seguir sintiendo así?

Si la Super Dieta Latina le ha ayudado a responder positivamente a alguna de estas preguntas, es porque ha tenido un impacto positivo en su estilo de vida. Lea las siguientes frases y conviértalas en su mantra por el resto de su vida. Recuerde lo siguiente:

1. Aliméntese bien (con los alimentos claves).

2. Controle el tamaño de sus porciones.

③ Realice mucha actividad física.

④ Entienda que las soluciones rápidas no son la respuesta.

⑤ Recuerde que no importa si se equivoca.

RECIÉN HEMOS COMENZADO

Aunque éste es el fin de este libro, al mismo tiempo supone el comienzo de algo muy excitante. Sé que los viejos hábitos son difíciles de erradicar, pero también sé que usted está haciendo un esfuerzo y trabaja duro para lograr sus metas. Y ¿por qué no lo podría lograr? La vida es muy corta y debemos sacar el mejor provecho de ella hoy y todos los días. Pero para hacerlo, debemos cuidar nuestro cuerpo para ser felices, sentirnos bien y tener un aspecto sensacional.

Así que, amiga mía, realmente la acompaño mientras usted sigue disfrutando del estilo de vida que propone esta Super Dieta Latina. Y en lugar de decirle adiós, le digo: *hasta luego.*

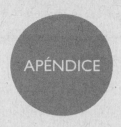

PREGUNTAS Y RESPUESTAS DE LAS CHEFS DE LA SUPER DIETA LATINA

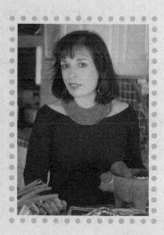

Chef Zarela Martínez

¿Cómo describir a una mujer que le ha permitido a tantas personas familiarizarse con una cocina tan rica y profunda, y que al mismo tiempo aprendan a entenderla y a valorarla?

La vida de Zarela Martínez es una prueba de que la energía creativa no tiene límites. Zarela, quien continuamente recurre a su infancia mexicana en busca de ideas e inspiración —así como a las frecuentes visitas a su país natal— es una de las chef y propietarias de restaurantes más exitosas de la actualidad. Adicionalmente, realiza una importante labor educativa en el campo de la gastronomía mexicana, a través de su restaurante, de su serie de televisión en el canal PBS, y de su página web www.zarela.com. Desde 1987, la ciudad de Nueva York ha tenido la fortuna de contar con su restaurante Zarela, que no sólo ha recibido críticas muy favorables y tiene muchos seguidores, sino que también ofrece una gran variedad de recetas mexicanas. Su serie de televisión *Zarela, la cocina veracruzana,* divulga la peculiar gastronomía que tiene el estado de Veracruz, gracias a sus influencias africanas y mediterráneas. Adicionalmente, es autora de tres libros de cocina, conferencista y profesora. Zarela también ha creado Zarela Casa, una línea de muebles caseros inspirados en la decoración mexicana.

Las recetas de la Chef Zarela Martínez que aparecen en este libro, son:

- Ejotes con huevo (desayuno)

- Ensalada de girasol (almuerzo)

- Espinacas (refrigerio)

PREGUNTAS Y RESPUESTAS
CON LA CHEF ZARELA MARTÍNEZ

P: Zarela, a través de su restaurante, libros de culinaria, programas de televisión, y de su página Web, usted ha contribuido de manera significativa a que muchas personas conozcan la riqueza de la comida mexicana. ¿Qué consejo les darías a quienes comienzan a incursionar en la cocina mexicana?

R: Es muy importante tener una despensa bien surtida con todos los ingredientes que se vayan a utilizar, como chipotles en adobo, orégano mexicano, jalapeños picantes, etc.

P: Veo que utilizas mucho el chipotle, que es uno de nuestros siete alimentos latinos. Háblanos un poco de él.

R: Los chipotles ahumados son aceptados en todo el mundo y mi forma favorita de utilizarlos es en una pasta versátil y fácil de preparar, a base de chipotles enlatados, que actualmente se encuentran con facilidad. La pasta se conserva bien.

También quiero invitar a todas las personas a que utilicen los ingredientes que ya se pueden conseguir en el mercado estadounidense: hierbas como la *hoja santa* (de sabor anisado), el aguacate, las hojas que se usan para hacer barbacoas, que realmente penetran en los alimentos y les dan un sabor exquisito; y los ingredientes tradicionales, como los tomatillos.

P: ¿Qué preparas con tomatillos, otro de nuestros siete alimentos latinos?

R: Muchas cosas, pero puedes preparar una salsa sencilla con tomatillos crudos, cebolla, jalapeños, cilantro, y ajo. Al igual que con la pasta de chipotle, encontrarás muchas formas de utilizarla. Se puede utilizar para adobar pescados, pollo, carne asada, y mucho más.

P: ¿Cuáles son algunas de sus consideraciones cuando está creando un plato?

R: Pienso en el gusto en términos de capas de sabor y texturas, de tal manera que los sabores lleguen al paladar en diferentes momentos a medida que masticas. Hay que mantener nuestro paladar excitado. Yo voy al mercado local todas las semanas y me gusta cocinar con vegetales y frutas de temporada. Espero con ansiedad la primera cosecha de cerezas o granadas, los puerros silvestres en primavera, y el perejil en otoño.

P: Zarela, te ves sensacional. ¿Qué haces para mantenerte así y lucir tan bien?

R: Como bien y dejo de hacerlo temprano; generalmente ceno a las cinco y media o seis de la tarde, y practico mucha yoga.

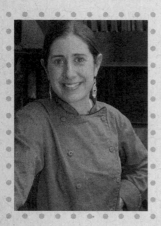

Chef Sue Torres

Qué coincidencia que el nombre del primer restaurante de la chef y propietaria de restaurantes Sue Torres sea Sueños. Esta mujer apasionada y trabajadora, nacida en Nueva York, realmente está haciendo sus sueños realidad; sus versiones de la cocina que siempre le ha apasionado han deleitado a muchos admiradores antiguos y recientes. Sue se graduó del Instituto de Culinaria de los Estados Unidos. Inicialmente se enamoró de los tesoros de la comida mexicana cuando trabajó como *sous-chef* en los restaurantes Arizona 206 y en el Café Arizona, de la ciudad de Nueva York. Torres quería consolidar su conocimiento de la comida mexicana, y viajó a ese país, donde estudió con Diana Kennedy, una autoridad en culinaria mexicana y escritora de libros, quien le enseñó las raíces gastronómicas de su país. Luego de aprender los fundamentos y de combinar estos conocimientos con su educación y experiencia profesional, Torres logró aplicar su creatividad e innovación, y crear sus propias versiones contemporáneas. A principios de 2003, luego de una temporada de servicio como chef y chef ejecutiva en la ciudad de Nueva York en el aclamado Rocking Horse Café en Hell's Kitchen, Torres ya estaba lista para dedicarse a su fascinación por esta cocina, y abrir sus propios restaurantes mexicanos. Sueños, y su restaurante más reciente, Los Dados, reflejan en su carta y su decoración, la forma en que Torres combina hábilmente colores, sabores frescos y variedad de texturas.

Las recetas de la Chef Sue Torres que aparecen en este libro, son:

- Migas (desayuno al estilo mexicano)

- Salmón asado con salsa verde, y salsa de tomatillo y piña (almuerzo)

- Frutas con chile de árbol y jugo de limón (refrigerio)

- Legumbres asadas con pesto de cilantro (refrigerio)

- Pechugas de pollo con cilantro, y aderezadas con papas, chipotles asados, y hojas de mostaza (cena)

PREGUNTAS Y RESPUESTAS CON LA CHEF SUE TORRES

P: Sue, sabes que adoro tu pesto de cilantro y no es porque sea uno de nuestros siete alimentos latinos (de paso, acabo de comer un poco, sobre una tostada de trigo de grano entero). ¿Cuáles son tus pestos, ensaladas y salsas favoritas?

R: Actualmente, el pesto de cilantro es mi favorito. Crecí con el pesto de albahaca, así que es una variación de ese pesto tan tradicional. Mi salsa favorita es la verde, elaborada con tomatillos, ajo, cebolla, cilantro y chiles serranos. Y también me gustan los sabores silvestres de la salsa roja ahumada.

P: Tus platos son combinaciones intensas de colores y sabores. Cuéntame un poco acerca de tu inspiración para crear nuevos platos.

R: Lo que esté en cosecha y luzca bien. Voy al mercado, veo lo que hay, y dejo que lo que esté disponible me dicte los demás ingredientes.

Por ejemplo, compro hermosos tomates en verano, una linda calabaza verde en otoño, y los preparo al estilo mexicano. También cocino lo que me gusta comer. Algunas veces me inspiro a medianoche, y al día siguiente incluyo el plato en mi menú.

P: Hemos incluido tu receta de pechuga de pollo con cilantro. Dime: ¿Por qué elegiste cilantro?

R: El cilantro es una de las mejores hierbas aromáticas, y agrega mucho sabor y textura. Yo adoro el cilantro y se lo untaría al pan si pudiera. Es perfecto para el pollo que tenemos aquí, pero también para el atún, la carne de venado y el filet mignon.

P: Sé que disfrutas mucho la comida, y sin embargo, no se te ve. ¿Cuáles son algunos de tus secretos para tener una silueta tan agradable?

R: Comer bien; los alimentos indicados en el momento adecuado. Y hacer ejercicio: Yoga y ejercicio cardiovascular. Monto en bicicleta por las calles de la ciudad, y trabajo con un entrenador que me conoce, sabe lo que me gusta, conoce mi cuerpo, y sabe cómo motivarme.

P: ¿Qué le recomiendas a alguien que está iniciando una nueva dieta?

R: Tiene que tener una actitud positiva: Debe inspirarse. Tiene que decirse a sí misma: "Tengo esta gran idea y voy a hacerla realidad". Tiene que empezar de ceros. También debe buscar un ejercicio que quiera hacer y no abandonarlo. Si no le gusta trotar está bien, pero debe intentar con otras cosas. No se dé por vencida hasta que lo haya hecho. Todos llevamos un luchador adentro. Sólo tenemos que encontrarlo.

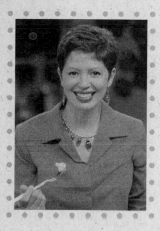

Chef Daisy Martínez

Usted puede sentir el aroma del pan recién horneado, además de una variedad de hierbas y especias que se unen para darle profundidad a todos los platos que ella prepara, ya sea que esté leyendo sus libros de cocina o viendo su programa de televisión. Ciertamente, la inspiración de Daisy Martínez fueron las maravillosas cocinas de sus abuelas puertorriqueñas, y de su madre. Aunque comenzó su carrera como modelo y actriz, su esposo percibió su gran amor por la cocina y el entretenimiento, y le financió estudios en el Instituto de Culinaria Francesa. Daisy, quien ha trabajado como asistente de chef en *Lidia,* el programa de cocina italiano transmitido por PBS, y que actualmente administra y es propietaria de un servicio de banquetes llamado El Paladar Apasionado, también es muy activa fuera de la cocina. Es conferencista invitada en muchas escuelas y participa en muchos eventos filantrópicos. Su amor por sus raíces culturales y su amplio conocimiento de la cocina latina tienen su apogeo en la Cocina de Daisy, su programa televisivo de amplia sintonía; en su página Web, y en su popular libro de cocina, por el cual fue nominada y ganadora de un IACP al mejor libro de cocina latina, otorgado por los premios Gourmand World Cookbook.

Las recetas de la Chef Daisy Martínez que aparecen en este libro, son:

- Torrejas: Tostadas francesas al estilo latino (desayuno)

- Risotto primavera con quinua (almuerzo)

- Batido de mango y guanábana (refrigerio)

- Pargo rojo con salsa de aguacate y toronja (cena)

PREGUNTAS Y RESPUESTAS CON LA CHEF DAISY MARTÍNEZ

P : Daisy, por medio de tu programa de televisión, de tu página Web y de tus libros, les has presentado el mundo de la cocina latina a muchas personas. ¿Qué consejo tienes para las que apenas se están familiarizando con los sabores de tu cocina?

R : Contrario a lo que nuestras madres nos decían, a mí me encanta jugar con la comida. Mis recetas son un parámetro antes que una regla o norma a seguir (que en mi humilde opinión, sólo se aplica a la cocción). Entonces, diría que deben jugar con diferentes tipos de calor; utilizar ácidos como el de los cítricos como naranjas, limas, limones, toronjas, con los vinagres, y experimentar con diferentes sabores: Derretir anchoas en una sartén, agregar una cucharadita de *tapenade* de olivas. Jugar con estos sabores es muy interesante. Cuando la gente me pregunta sobre la cocina latina, quiero que entiendan que es divertida, vibrante, sexy, y fresca.

P : ¿Cuáles son los ingredientes claves en tu despensa?

R : Yo siempre tengo *sofrito* (una base tradicional para muchos platos latinos) en el refrigerador, y todos los ingredientes para prepararlo (cebollas, ajo, pimientos y cilantro) en el compartimento de los vegetales. Esto le ayudará a prepararle a su familia una comida saludable en cuarenta y cinco minutos.

P: ¿Cuáles son los platos que preparas normalmente para tu familia?

R: No hay nada que yo no prepare. Mis tres preciosos hijos, mi hermosa hija, mi esposo, y yo, comemos de todo, y no sólo cocino comida latina. Mi esposo es italiano, así que muchas veces preparo comida italiana, pero también muchos tipos de comida asiática (salteados de todas las clases), y platos franceses. La nutrición siempre es importante: Mi esposo es médico, así que le interesa mucho que tengamos una alimentación sana. Siempre me aseguro de preparar sopa o ensalada (todos tenemos que comer vegetales) con cebolla roja, albahaca e hinojo. Voy al mercado y encuentro ideas. También preparo diferentes aderezos utilizando aceites y vinagres con sabor, y cítricos, como la toronja con miel y aceite de oliva.

Nuestras cenas siempre tienen una proteína, un vegetal, y una harina. El postre —especialmente en verano— es fruta fresca con yogurt. También nos gustan las piñas a la parrilla, lo cual esa es una alimentación sana. Si los niños crecen con esos hábitos, los mantendrán por siempre.

Mis hijos comen bien porque les enseñé a hacerlo. Tienen paladares sofisticados; también les hemos enseñado que no tienen que comerse todo, pero que deben degustar un poco de todo lo que tienen en el plato.

P: Eras una modelo profesional y actriz de televisión, y siempre has lucido bien. ¿Qué consejo les darías a las mujeres que intentan mantener su figura, o que quieren recuperarla?

R: Caminen, caminen y caminen. Caminar y estirarse es la labor diaria de toda mujer. Yo vivo en una hermosa casa victoriana de tres pisos, así que me levanto y bajo las escaleras. Tengo un mercado a una cuadra y otro a cuatro; camino hasta el que está a cuatro cuadras de mi casa, porque es mi forma de hacer ejercicio. No rechazo ningún alimento, pero siempre como con moderación. Y tampoco siento que haga trampa: Quedo satisfecha con uno o dos bocados.

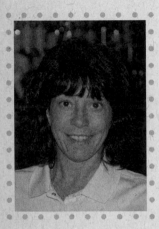

Chef Xiomara Ardolina

Durante muchos años, sus admiradores de California han recomendado los talentos de Xiomara Ardolina, la chef y propietaria nacida en Cuba. ¿Por qué no lo harían? Después de todo, el encanto, la energía, el humor y la inteligencia culinaria de Xiomara han encantado a la costa oeste durante casi dos décadas, y en dos idiomas diferentes a nivel culinario: Primero en francés y ahora en Nuevo Latino. Xiomara llegó a los Estados Unidos cuando tenía 13 años. Uno pensaría que el negocio de los restaurantes corre por sus venas, pues se apasionó mientras veía a sus padrinos administrar el restaurante de su propiedad. Posteriormente estudió en Nueva York y luego se mudó a California, donde es la orgullosa propietaria de dos restaurantes. Aunque inicialmente se dio a conocer con la cocina francesa, actualmente ha desarrollado su propia versión de la cocina Nuevo Latino. Las recetas de Ardolina provienen principalmente de su herencia cubana, pero están adornadas con su pasión por la comida francesa. Los resultados son magníficos, como lo saben los californianos. En su restaurante Café Atlantic, y ahora en Xiomara, esta chef demuestra una y otra vez que cualquier persona puede y debe enamorarse de los sabores latinos.

Las recetas de la Chef Xiomara Ardolina que aparecen en este libro, son:

- Huevos campesinos con salsa de pimientos rojos (desayuno)

- Salsa Xiomara (almuerzo)

- Camarones con salsa de mango y jengibre (cena)

- Churrasco (cena)

- Bistec empanizado (cena)

PREGUNTAS Y RESPUESTAS
CON LA CHEF XIOMARA ARDOLINA

P: Tu transición de la cocina francesa a tus sabores nativos es interesante, y parece que tus recetas representan lo mejor de ambos mundos. ¿Cuáles son tus principales consideraciones cuando estás creando una receta?

R: Me gusta integrar los sabores latinos en lo que estoy preparando porque soy cubana, y procuro cocinar todo en sus propios jugos. No me gusta utilizar grandes cantidades de mantequilla, porque es más fácil obtener los sabores propios de lo que se cocina. Se puede sazonar con sofrito de cebolla, ajo, comino y orégano, que también se utilizan en la cocina mediterránea.

P: ¿Hay otras cocinas que disfrutes cocinando o comiendo?

R: La cocina italiana me encanta; es muy diferente. Adoro las pastas con albahaca y tomates frescos, pero no puedo incluir esto en mi menú Nuevo Latino. También me gusta la cocina griega, y cocinar con menta o limón. No tengo una cocina preferida. Por ejemplo, a veces me gustan las hamburguesas estilo griego, sobre pan pita, con crema ácida y menta para un barbecue.

P: ¿Qué consejo puedes darles a las mujeres que intentan nuevas recetas?

R: Todo se basa en los sabores y en el adobado. Como le dije a mi hija que va a estudiar en el Boston College, marinar los alimentos les da mucho sabor. Veamos un ejemplo con el pollo: Picamos ajo, agregamos jugo fresco de limón y de naranja; sal y pimienta, y lo dejamos reposar entre 20 minutos y 1 hora: Tendrá mucho más sabor. Podemos acompañarlo con arroz o pasta, y una ensalada, y mantener una buena figura. También se puede marinar el pescado y la carne, pero no por mucho tiempo, porque se cocinarán en los ácidos de los jugos cítricos.

P: ¿Qué sugerencias puedes darles a las mujeres que están empezando una dieta?

R: No renuncien al sabor. La gente cree que cuando se hace dieta tiene que comer sin sabor: Usted puede agregarle sabor a su comida sin añadirle grasas. Algo tan simple como aceite de oliva, limón y sal agregan mucho sabor. A mí me encanta el pan, pero debo evitarlo, al igual que las harinas. Hay que controlar las porciones. Recomiendo comer vegetales, y un pedazo de pollo, carne o pescado.

P: Tienes una figura muy estilizada, aunque todo el tiempo estás rodeada de comida. ¿Haces ejercicio?

R: Presto atención a lo que como, y corro 5 millas diarias. También juego tenis y golf.

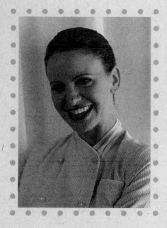

Chef Michelle Bernstein

Ya sea que se encuentre en *Today* de NBC, participando en Food Network's Iron Chef, recibiendo una nominación de la Federación James Beard, o trabajando intensamente en Michy, su aclamado restaurante en Miami, una cosa es cierta: La chef Michelle Bernstein es un modelo a seguir para cualquier aspirante a chef. Su energía y sus raíces judías y latinas son el núcleo de su gran pasión por la comida y del arte de su preparación. Desde una ocasión en que le tomaron el pelo por su esbelta figura en el restaurante en el que trabajaba, esta ex bailarina se ha convertido en una chef profesional, propietaria de restaurantes, estrella de televisión, chef consultora de Delta Airlines y autora de libros de cocina, demostrando que es un peso pesado en muchos campos. Reconocida por sus múltiples talentos, la chef Bernstein obtuvo un doctorado en Artes Culinarias de la Universidad Johnson & Wales; fue considerada como una de las mujeres más destacadas por la revista *Latina* en 2006, recibió el premio Filantrópico del sur de la Florida, el Glass Ceiling por parte de la Federación Judía, y fue catalogada como una de las judías más importantes de los Estados Unidos por la Federación Internacional de Mujeres Judías. Bernstein, que continúa sorprendiendo con sus logros multifacéticos, actualmente expande sus atributos como dueña de restaurantes. Su primer libro de cocina será publicado por Houghton Mifflin.

Las recetas de la Chef Michelle Bernstein que aparecen en este libro, son:

- Frittata picante con ensalada de tomate (desayuno)

- Ensalada de atún niçoise (almuerzo)

- Hummus con especias (refrigerio)

- Pollo con especias, jengibre, anís estrellado con calabaza, y maíz asado (cena)

PREGUNTAS Y RESPUESTAS CON LA CHEF MICHELLE BERNSTEIN

P: Tienes una forma maravillosa de combinar sabores diferentes, como lo demuestras en tu plato de pollo, deliciosamente adobado con anís estrellado, jengibre, comino, hinojo y otros condimentos. ¿Cuáles son tus parámetros para combinar estas especies?

R: Mis únicos parámetros son mi sentido del gusto y del olfato, gracias a mis recuerdos y viajes. De vez en cuando me sorprendo con las combinaciones de sabores, pero gracias a todos los viajes y comidas, tengo verdaderos catálogos en mi mente y bancos de memoria acerca de qué funciona y qué no.

P: También has mezclado muchos sabores mediterráneos con los latinos. ¿Cuáles son otras de tus influencias culinarias favoritas?

R: Si pudiera decirte todas mis influencias, tendrías que agregarle muchas páginas a este libro. He tenido la gran fortuna de viajar mucho y de haber sido invitada a lugares tan lejanos como Malasia, Corea, Francia y Perú (a dictar clases de culinaria y tours gastronómicos). Para ser honesta, he vivido muchas experiencias, y cada vez que visito un país encuentro un mundo nuevo y completo de cultura y sabores.

P: ¿Siempre pruebas lo que preparas? ¿Compras comida para llevar?

R: Preparamos de todo, pero generalmente no disfruto de lo que cocino. Soy demasiado crítica con mi propia comida, especialmente en el restaurante, donde definitivamente soy la peor crítica. Pero como casi de todo y me encanta la comida preparada por otras personas, ya sea china para llevar o ir a uno de mis restaurantes de tapas predilectos. Realmente disfruto la comida que preparan otras personas y aprecio todo el trabajo que han realizado.

P: Has dejado de bailar a nivel profesional, pero todavía conservas tu figura de bailarina de ballet. ¿Cuáles son algunos de tus hábitos alimenticios?

R: Como con moderación. Y si hago trampa, me aseguro de ser disciplinada después. Es difícil no probar cosas durante el día; esto es casi imposible para cualquier chef. Pero mi esposo y yo caminamos, montamos en bicicleta, y algunas veces levantamos pesas. Soy muy activa: Siempre me estoy moviendo o haciendo alguna actividad física, ya sea en el trabajo o en el jardín.

P: ¿Qué les recomiendas a las mujeres que están iniciando una dieta?

R: Lo mejor es que decidan cambiar su estilo de vida, pero que no piensen que están a dieta. Deberían decir: "He decidido que quiero comer mejor". Nos estresamos cuando escuchamos la palabra "dieta", pero no debemos pensar en esa palabra tan desagradable.

ÍNDICE